Les Français mangent mal :
À qui la faute ?

Consommation, agriculture, alimentation

AGROALIMENTAIRE ET ENVIRONNEMENT

Cette collection accueille des travaux de chercheurs mais aussi d'acteurs du secteur de l'agroalimentaire dans son ensemble, des grandes structures agricoles industrielles aux très petits producteurs œuvrant dans le secteur du « bio ». Elle aborde également le versant de l'industrie alimentaire et de sa commercialisation à grande ou petite échelle.

Déjà paru

Marc Jeanlin, *Cinquante ans de formation des agriculteurs (1959-2009). Bribes d'histoire, traces de mémoire*, 2019.

Louis Goupilleau

Les Français mangent mal :
À qui la faute ?

Consommation, agriculture, alimentation

L'Harmattan

Du même auteur

Nos Paysans, dernier rempart contre la malbouffe et la désertification des campagnes, Sydney Laurent éditions, 2019).

Qu'allons-nous manger demain ?, Les éditions du net, 2020.

5-7, rue de l'École-Polytechnique, 75005 Paris
http://www.editions-harmattan.fr
ISBN : 978-2-14-049324-9
EAN : 9782140493249

« Si l'on considère, avec humilité, que nous sommes d'abord le produit de ce que nous mangeons, mal ou ne pas nommer ce qui nous alimente est ainsi non seulement un péril pour notre santé, mais une atteinte grave à notre identité »

Erik Orsenna
Cochons. Voyage aux pays du vivant (p. 261)

INTRODUCTION

Il existe, de nos jours, de nombreux questionnements concernant l'influence des modes de vie et de consommation sur notre santé, mais aussi sur celle de la planète. Les préoccupations liées à l'impact des systèmes de production sur le climat et la biodiversité, comme celles engendrées par à une nourriture trop riche, progressent. Selon l'Agence nationale de sécurité alimentaire, les Français se nourrissent mal, et les pauvres seraient davantage touchés par la « malbouffe ». D'après le dernier Programme national « nutrition santé », près de la moitié des adultes et 17 % des enfants sont en surpoids ou obèses. Malgré les progrès obtenus depuis vingt ans, lutter contre l'expansion des pathologies liées à la nourriture est devenu un enjeu majeur de santé publique.

Ainsi, le rôle de l'alimentation dans l'augmentation de certaines maladies serait « aujourd'hui scientifiquement établi ». Non seulement nous mangeons mal, mais de plus, notre système engendre un véritable gaspillage de nourriture tout au long de la chaîne alimentaire.

Comment rendre la population plus attentive au message du « consommer mieux », qui pour certains serait plutôt de « manger moins » et pour d'autres, de tout simplement pouvoir manger ? Ainsi, les consommateurs seraient nombreux à vouloir retrouver le lien entre ce que nous mangeons et l'origine des aliments. Si consommer est faire le choix d'un produit, de son mode de production ou de fabrication, et également soutenir un modèle économique, faudrait-il modifier nos comportements alimentaires pour produire une nourriture saine et de qualité ?

La Covid a provoqué une prise de conscience sur notre rapport à la consommation. Pour beaucoup, cette période aurait dû faire que « l'après » devienne différent de « l'avant ». Si le souci de mieux manger reste bien présent, la crise a-t-elle pour autant modifié le contenu de notre assiette ? Certes, elle a donné une nouvelle impulsion au local, mais peut-être pas au point de créer un nouvel équilibre des modes d'approvisionnement, entre « circuits longs » et « circuits courts ».

Apporter plus de sobriété, tel serait aujourd'hui le mot d'ordre pour une nourriture plus durable et de qualité. Nombreux, par exemple, sont ceux qui déclarent vouloir consommer moins de protéines animales et privilégier des produits de meilleure qualité environnementale et gustative. Mais vouloir n'est pas toujours faire ! Le consommateur veut manger sain, mais souhaite aussi se faire plaisir et, si possible, en dépensant moins. Si la crise sanitaire a pu engager certains changements, elle a aussi provoqué une augmentation préoccupante de la précarité pour des personnes dont le souci n'est pas de manger moins ou de mieux manger, mais tout simplement de se nourrir au quotidien.

Répondant à une forte individualisation de la nourriture, la logique industrielle a fortement segmenté le marché pour satisfaire les nouvelles attentes et préférences des consommateurs. Une offre alimentaire de plus en plus diversifiée serait donc la réponse des industriels et distributeurs à ce que veulent les Français !

Les Trente Glorieuses nous ont installés dans une culture de l'abondance où l'aliment est devenu une marchandise comme une autre. Habitués à manger de tout en toute saison, et à bon compte, la qualité des aliments n'est pas toujours la préoccupation première de l'industrialisation de la nourriture, et la valeur nutritionnelle n'est pas forcément un critère déterminant de choix pour tous les consommateurs. Or, « manger mieux », c'est d'abord savoir ce que nous mettons dans notre assiette.

Avec le changement climatique nous basculons dans une ère nouvelle, explique l'Académie d'agriculture, dans une époque « qui déstabilise grandement l'activité agricole et nous oblige à revoir en profondeur nos systèmes alimentaires, depuis la production des biens agricoles jusqu'à la consommation ». À l'heure où le dérèglement climatique et l'érosion de la biodiversité prennent place dans le débat public, certains s'interrogent sur le vrai coût de l'alimentation, pour prendre en compte les effets induits sur la santé et l'environnement[1]. Cette

---

[1] « Les coûts socioéconomiques des externalités négatives générées s'ajoutent à la valeur d'achat des produits agricoles et aux subventions publiques allouées à l'agriculture », écrivait en 2021 France Stratégie (organisme placé auprès du

démarche, nécessaire à l'action publique, se révèlerait également indispensable pour tendre vers un système plus vertueux.
L'offre est aujourd'hui très largement élaborée dans une logique concurrentielle dominée par la grande distribution, avec comme principal argument « la défense du pouvoir d'achat des consommateurs ». Pour autant, doit-on considérer qu'il y a toujours adéquation entre offre et attente. Ainsi donc, l'intérêt des Français pour le « naturel » n'a en rien enrayé l'augmentation des produits ultra-transformés dans les dépenses alimentaires. Décriés pour augmenter le risque relatif de développer certaines pathologies, leur consommation se fait corrélativement à une baisse régulière des produits agricoles bruts ou issus de la première transformation.
Apparemment, il existerait un décalage entre la recherche de naturalité, ou d'authenticité, voulue par les consommateurs et l'univers agroalimentaire. Pourtant, malgré les réticences des Français à l'égard des aliments ultra-transformés, les grandes entreprises alimentaires et les investisseurs persistent à voir dans les alternatives à la viande un marché prometteur. Est-ce à dire que la chaîne agroalimentaire serait avant tout dominée par l'offre ?
Si les consommateurs ne peuvent se satisfaire d'aliments « conçus en dehors de leur choix », ils ont la responsabilité de leur acte d'achat. Mais le consommateur est constamment sous l'influence d'injonctions ou d'informations pas toujours cohérentes qui, de l'avis général, incitent trop à la surconsommation et au gaspillage.
D'après les enquêtes d'opinion, les Français feraient confiance aux agriculteurs[2]. Cependant, ils ne semblent pas être davantage en mesure de les soutenir, en acceptant de payer plus cher les produits alimentaires. En revanche, ils estiment que leur santé pourrait être menacée par la présence de pesticides dans les aliments qu'ils consomment. Si le lien entre agriculture et alimentation était pour eux bien réel, il ne leur est pas aisé de

---

Premier ministre) dans un rapport sur l'alimentation saine et durable. Ainsi, le coût de l'obésité et du surpoids a été chiffré à 20 milliards d'euros annuels.

[2] Baromètre Ifop pour Dimanche Ouest-France, réalisé du 11 au 12 février 2020. Étude de Kantar réalisée entre 2020 et 2021.

comprendre le positionnement du secteur agricole au sein de la chaîne agroalimentaire, alors que les produits issus de l'agriculture et de la pêche sont aujourd'hui très majoritairement destinés à être transformés.

Pointer la responsabilité du changement principalement sur les consommateurs ou les agriculteurs, n'est-ce pas dégager celle du secteur de l'offre qui évolue de plus en plus sous la pression du *capitalisme alimentaire* ? Ne serait-ce pas l'ensemble du « système alimentaire » aujourd'hui fortement industrialisé qui serait en cause et pas seulement le modèle agricole ?

Face à toutes ces questions, cet essai veut analyser comment nos habitudes alimentaires, très dépendantes de nos conditions de vie, ont modifié notre rapport à la nourriture. Il veut surtout comprendre comment on est passé d'une nourriture, essentiellement tirée de la terre, et offrant une grande diversité par l'extrême variété des races et espèces, à une alimentation abondante, standardisée et fabriquée industriellement, avec des risques pour notre santé, celle de la planète, et source de nos jours d'un gaspillage insoutenable.

Ces réflexions s'appuient sur les nombreuses études et enquêtes, réalisées régulièrement par les instituts de sondage et de recherche, sur l'évolution de la consommation alimentaire. Elles accordent une large place aux travaux du Crédoc (Centre de recherche pour l'étude et l'observation des conditions de vie) tout en portant une attention à ceux réalisés par les associations de consommateurs. Enfin, ces réflexions reposent sur l'observation personnelle. Pour comprendre l'économie de l'alimentation et le comportement des consommateurs, quel meilleur indicateur que les marchés ou les rayons des grandes surfaces ou plus encore, le contenu des caddies à la sortie des supermarchés ?

Se penchant sur le pouvoir des citoyens et consommateurs, cet essai s'interroge tout particulièrement sur cette idée qui consiste à croire qu'il suffirait de bien manger pour améliorer nos problèmes de santé, préserver la biodiversité et nos ressources naturelles ! Comme si « manger mieux » avait le même sens pour tous, alors que nos comportements alimentaires renvoient chacun de nous à nos propres mode et rythme de vie. Peut-on imaginer une autre voie que celle d'un système alimentaire très industrialisé, concentré, fortement mondialisé et capitalistique pour offrir à chacun une alimentation saine et de qualité, accessible à tous ? Mais, allons-nous pouvoir modifier notre façon de nous nourrir sans changer de conditions de vie ?

I
L'ALIMENTATION SOUS INFLUENCE

1 – NOS MODES DE VIE ET LEURS CONSÉQUENCES

On ne vit pas de la même manière que dans les années soixante. À l'époque, la population rurale représentait encore 30 % de la population française. Aujourd'hui, majoritairement elle vit et travaille en zones urbaines. Selon les données de l'Insee de 2020, huit personnes sur dix résident dans des zones urbaines d'au moins 2 000 habitants, et, fait plus marquant encore, cinq sur dix habitent dans des agglomérations de plus de 100 000 habitants. Les territoires urbains conservent une croissance encore un peu plus élevée que les zones rurales.

L'urbanisation de la société et l'émergence de nouvelles valeurs expliquent pour beaucoup les changements qui sont intervenus dans la façon de nous nourrir. De nos jours, la population est principalement regroupée dans, ou autour, des villes qui concentrent l'habitat et l'essentiel de l'emploi. Phénomène largement accentué par la désindustrialisation du pays qui a fait disparaître de très nombreuses activités en zones rurales. Nos conditions de vie se sont donc profondément modifiées avec de lourdes répercussions sur nos comportements alimentaires. Progressivement l'évolution socio-économique de la société a aussi mis à l'épreuve nos valeurs traditionnelles et placé le secteur de la consommation sous influence : celle des contraintes, mais aussi des modes, de l'imaginaire ou du rêve. « Qu'il s'agisse du contenu de nos assiettes, des moments où nous prenons un repas, ou de nos sources d'approvisionnement, nos modes de vie tendent à redessiner nos pratiques alimentaires[3]… La société s'est métamorphosée ».

Ainsi, en nous éloignant de la nature, la vie urbaine a, en quelque sorte, converti notre comportement de consommateur. Surtout que dans le même temps, la société est entrée de plain-pied dans l'économie d'échanges. Le phénomène de la mondialisation s'est révélé être un puissant « facteur d'uniformisation des goûts et des pratiques culturelles[4] ». On est passé d'une société de production à une société de consommation, pour entrer progressivement

---

[3] Consommation et pratiques alimentaires de demain : quelle incidence sur notre agriculture, Le Haut-commissaire au Plan, Ouverture n° 9, octobre 2001.

[4] Jacques Attali, *Histoires de l'alimentation*, Éd. Fayard, 2019.

dans l'ère de la surconsommation et du gaspillage. L'hyperconsommation nous amènerait donc à acheter moins cher pour consommer plus !
Consommer au moindre coût, c'est trop souvent fermer les yeux sur l'origine des produits et leurs conditions de fabrication. Le secteur de la nourriture n'échappe pas à cette tendance. Loin de là. En la matière, il n'est pas certain que nous ayons toujours le recul nécessaire et la capacité d'exercer notre sens critique par rapport à l'offre. Quoi qu'il en soit, cette évolution a modifié nos habitudes alimentaires, avec de fortes retombées sur la place et la provenance des matières premières agricoles que nous consommons.
La sociologie du travail s'est également profondément transformée entraînant d'importants changements sur notre mode de vie. Les femmes y occupent aujourd'hui toute leur place. Elles exercent majoritairement leur activité en dehors du domicile. Nous disposons moins de temps pour faire les courses et préparer les repas. Le travail des femmes n'est pas la seule explication. L'importance des familles monoparentales en est une autre, comme le fait aussi que de plus en plus de personnes vivent seules.

Nos priorités ne sont plus les mêmes

Elles varient selon les tranches d'âge et nos conditions. Les nouvelles générations, mais aussi les retraités, du moins pour ceux qui en ont les moyens, accordent de plus en plus d'importance aux loisirs et aux voyages qu'autrefois. Les jeunes sont enclins à dépenser beaucoup pour leurs passions, parfois au détriment de leur alimentation[5]. Par ailleurs, nombreux sont les foyers à devoir faire face à des dépenses contraintes, comme le logement, le transport. Alors que le pays a connu une importante évolution de son niveau de vie, la part de l'alimentation dans les dépenses de consommation des ménages français a

---

[5] Autre indicateur, le temps passé devant un écran pour les loisirs. En sept ans, il a augmenté en moyenne de 20 minutes par jour chez les enfants et de 1 h 20 chez les adultes. Enquête réalisée entre février 2014 et septembre 2015 (source l'Anses). (https://www.francebleu.fr/infos/sante-sciences/mauvaise-alimentation-et-sedentarisation.)

considérablement diminué, passant de 35 % à environ 20 %, de 1960 à 2014[6]. Aujourd'hui, selon les chiffres de France Agri Mer, cette part en produits alimentaires et boissons consommée à domicile serait seulement de l'ordre de 13 à 14 %. Il faut ajouter que toute la population ne vit pas à la même enseigne. La France compte près de 9 millions de personnes en dessous du seuil de pauvreté, auxquels il faut ajouter tous ceux qui n'arrivent pas à vivre dignement du revenu de leur travail.

De nos jours, on consomme donc différemment avec une gamme de produits plus étendue. En 1960, les quatre principaux produits (viande, fruits et légumes, pain et céréales, boissons alcoolisées) constituaient 72 % de la consommation alimentaire, en 2014 ils n'en représentaient plus que 62 %. Mais l'un des phénomènes les plus significatifs de ce changement est la part prise par les plats préparés et les produits transformés. Phénomène qui s'observe tout particulièrement dans la consommation des légumes coupés et emballés, en constante progression, et que l'on retrouve également de plus en plus dans les plats à base de viande blanche. Les repas pris hors domicile sont un autre indicateur de ce changement. La consommation hors foyer se développe de plus en plus, en particulier chez les jeunes[7] ; ils prennent la moitié des déjeuners et près du tiers des dîners à l'extérieur. Alors qu'au début des années soixante, les repas pris hors domicile représentaient aux environs de 15 %, c'est aujourd'hui près d'un tiers des dépenses alimentaires. Si la fréquentation des cafés tend à baisser, les dépenses dans la restauration commerciale et les cantines augmentent en moyenne de près de 6 % par an. Par ailleurs, en consacrant moins de temps à la préparation des repas, manger à la maison tend à être simplifié. Le consommateur, souvent jeune et/ou célibataire, veut du pratique qu'il trouve dans les plats préparés, les formules de restauration rapide ou de livraison à domicile.

---

[6] En cumulant l'alimentation à domicile et hors domicile, produits alimentaires et boissons.

[7] Faits et chiffres 2019, document de la Fédération du commerce et de la distribution (FCD).

La préparation de nos repas de plus en plus déléguée !

La gamme de produits qui garnissent nos assiettes a elle-même considérablement évolué. Si la grande distribution exerce une très forte influence, l'un des changements importants vient de l'industrie agroalimentaire puisque les 2/3 de ce que nous consommons sont transformés ou ultra-transformés. Ce secteur joue désormais un rôle crucial dans l'offre alimentaire. La transformation croissante des matières premières agricoles se traduit par une diminution continue de la valeur ajoutée agricole dans les produits industriels alimentaires. Or, les conditions de préparation, de traitement et de conservation modifient la structure, la qualité et le goût des aliments, nous expliquent les nutritionnistes. Les consommateurs ignorent le plus souvent le mode de fabrication et la composition de ce qu'ils ingèrent, et du coup, ont tendance à fermer les yeux sur l'origine des produits des plats préparés.

On ne se nourrit donc plus de la même manière que dans les années soixante, et globalement, nous en serions même à perdre peu à peu le plaisir de la table ! Cette tendance vient conforter la restauration hors domicile « qui va d'autant plus se développer que la transmission culinaire intergénérationnelle dans les familles recule… Les jeunes vont plus souvent au restaurant ou se font livrer[8] ».

Par ailleurs, les foyers traditionnels, ceux qui privilégient la cuisine fait-maison et les repas à domicile, évoluent également. S'ils restent très attachés à la qualité des produits, pour regretter trop souvent de ne plus retrouver leur fraîcheur et leur goût d'autrefois, leur nombre tend à diminuer selon les dernières enquêtes de Nielsen.

Le consommateur ne comprend pas toujours qu'en achetant moins cher, ou des produits « hors saison », il prend le risque de perdre en qualité. Mais fait-il toujours la distinction ? Par exemple, entre une confiture composée essentiellement de fruits, et une où le fruit est remplacé pour moitié par du sirop de glucose-fructose qui a l'inconvénient d'augmenter le taux de

---

[8] Selon Bernard Boutboul, président de Gira (Cabinet conseil spécialisé dans la consommation alimentaire hors domicile), https://CCI.fr/actualités/restauration rapide.

graisse dans le sang ? Fait-il la différence entre un miel issu de la biodiversité de nos terroirs et celui provenant de l'Union européenne ou d'Asie ? La plupart de nos hypers ou supermarchés nous offrent une très large gamme de produits « locaux ou régionaux » qui, s'ils en respectent le procédé de fabrication ou la recette traditionnelle, sont souvent composés d'ingrédients pouvant venir des quatre coins du monde ! Ne soyons pas également étonnés si les tomates ou fraises produites hors saison manquent de goût. Rien ne vaut l'arôme et la saveur des fruits et légumes mûris au soleil !

Alimentation et bien-être

Apparemment, les consommateurs prendraient peu à peu conscience qu'il existe un lien entre leur alimentation et leur bien-être. Cette prise de conscience amènerait nombre de citoyens à opter pour une alimentation bio et locale et surtout « à installer le flexitarisme comme le premier régime alimentaire des Français avec 10 % des foyers qui le déclarent[9] ». Désormais, ils chercheraient à travers leur alimentation à préserver leur capital santé. Les différentes crises ont mis à mal leur confiance dans les produits transformés, aujourd'hui ils veulent davantage de transparence sur l'origine, la composition ainsi que sur les conditions de production de leur alimentation. Certains cherchent à revenir à des « valeurs sûres », à retrouver des repères et du lien social, susceptibles de leur offrir plus de garantie sur la qualité de la nourriture. À leurs yeux, les différences de qualité peuvent justifier des prix plus élevés. En s'orientant vers les productions locales, ils expriment des exigences de goût, de fraîcheur et c'est aussi être rassurés sur l'origine des aliments et leur valeur nutritionnelle.

Nos décisions d'achats ont un certain nombre de conséquences que Robert Rochefort, alors directeur du Crédoc (Centre de recherche pour l'étude et l'observation des conditions de vie), résume dans son livre *Le Bon Consommateur et le Mauvais Citoyen*[10]. En conclusion du chapitre consacré au prix minima ou

---

[9] https://www.isa-conso.fr – 56 % des Français ont un comportement spécifique, 21/10/2019.

[10] Éd. Odile Jacob, 2007.

rapport qualité/prix optimal, il nous explique que : « Acheter toujours moins cher, c'est rogner sur des éléments de qualité objective souvent sans gravité, mais pas toujours. C'est favoriser systématiquement les importations et la réduction des frais de personnels à la fois en nombre de salariés et en niveau de rémunération ».

L'éclatement du modèle alimentaire français

Pour certains, nous assistons clairement à un éclatement du modèle alimentaire français et du repas standard, pour d'autres, il évoluerait simplement en s'adaptant. Cela s'expliquerait par un tiraillement permanent entre nos convictions et modes de vie : « nous ne sommes pas des mangeurs libres, mais sous influence d'un contexte ». Les différences de comportement alimentaires peuvent aussi traduire une divergence des styles de vie entre les classes aisées et les catégories populaires, entre le consommateur éduqué « soucieux de son alimentation, flexitarien et amateur de circuits courts et le travailleur peu qualifié pour lequel offrir… une sortie chez McDo ou au Kebab fait partie des petits plaisirs qui peuvent passer avant l'orthodoxie alimentaire [11] ». Cet éclatement est aussi la conséquence de l'ouverture de la France à la globalisation culturelle. Elle nous a donné accès aux traditions culinaires de plusieurs grands pays étrangers. Après la période 1980-2000 qui s'est caractérisée par « une intense américanisation de la société française » et qui a investi l'univers de l'alimentation avec Coca-Cola et l'implantation des fast-foods, les spécialités japonaises allaient faire leur entrée, suivies par le développement de l'offre alimentaire halal en France. *La France sous nos yeux*, de Jérôme Fourquet et Jean-Laurent Cassely[12], décrit le millefeuille culturel français. Ce livre propose un tour d'horizon des spécialités culinaires de la France contemporaine dont certaines issues de la culture japonaise ou

---

[11] Éric Birlouez, ingénieur agronome, sociologue de l'agriculture et de l'alimentation, quatrième édition, Le consommateur et son assiette, MEATLAB par Charal. Dossier de presse, octobre 2021.

[12] *La France sous nos yeux – Économie, paysages, nouveaux modes de vie.* Depuis les années 1980, notre société s'est métamorphosée. Les auteurs nous invitent à porter un regard nouveau sur cette France recomposée. Éd. Seuil, octobre 2021.

orientale se sont installées durablement dans nos habitudes alimentaires. Ainsi notre alimentation comporte désormais un peu de tout : « de la cuisine traditionnelle ou du terroir, un peu de fast-food, de cuisines exotiques, de cuisine bio, de cuisine végétarienne ».
Après la période du Coca-Cola et du McDonald's, il s'est fait une sorte d'acclimatation de la culture orientale dans la gastronomie et le paysage urbain français[13]. Cette strate orientale, due au développement sur le territoire de populations originaires du Maghreb, d'Afrique subsaharienne et de Turquie, est aujourd'hui incorporée dans différents milieux sociaux en particulier chez les nouvelles générations, comme le sushi issu de la culture japonaise qui est devenu tendance. Paysage qui est aussi capable d'absorber et d'adapter un grand nombre d'influences ou d'inspirations étrangères à l'image du « tacos français ; dernier étage en date du millefeuille culinaire tricolore ».

[13] Pour Jean-Laurent Cassely, spécialiste de la nouvelle société de consommation, la controverse qui a suivi la défense par le communiste Fabien Roussel du repas gastronomique illustre la politisation croissante des modes de vie. Quand la gauche fait assiette à part. L'EXPRESS, 27 janvier 2022.

2 – QUAND LA QUALITÉ DES ALIMENTS S'ÉRODE !

Si la notion de qualité a beaucoup évolué, elle est très subjective. Elle varie selon l'environnement et les références de chacun. Pour les consommateurs, elle reste cependant un critère essentiel tant pour les produits de grande consommation que pour le haut de gamme. Mais que devient la qualité ? L'Institut national de la recherche agronomique (INRA) s'est beaucoup investi sur la question dans les années quatre-vingt. À l'époque, le concept était défini comme recouvrant « à la fois les caractères d'originalité, les caractères organoleptiques, les impératifs d'hygiène alimentaire… mais aussi les normes de composition ou de structure physique des matières premières destinées à une transformation précise[14] ».

Au fil du temps, sous l'influence de la grande distribution, la standardisation du produit l'a souvent emporté sur la qualité ou le goût. C'est ce qui explique que dans un secteur comme celui des fruits et légumes, les efforts de sélection ont d'abord porté sur les rendements, la présentation et la conservation des produits. Si on prend l'exemple de la tomate, les critères de sélection ont retenu d'abord la forme, le calibre, la couleur, la fermeté, avant le goût ou la valeur nutritive. Or, à l'époque selon l'INRA, le goût était le caractère le plus difficile à définir, faute de tests simples et objectifs d'appréciation. De plus, comme les circuits de distribution ont cherché à privilégier davantage les variétés résistantes au transport que les variétés bonnes au palais, rien de surprenant si au final, la plupart des fruits et légumes que nous mangeons sont jugés sans saveur, ou ni bons ni mauvais.

Le cas des fromages est un autre exemple intéressant. La qualité d'un fromage tient pour beaucoup à son arôme et à sa saveur. Elle est le résultat d'un savoir-faire et en même temps de la production d'un lait de bonne qualité chimique et bactériologique. Or, comment préserver la qualité reconnue des fromages dans la transposition des processus de fabrication à l'échelle industrielle. « En raison de la diversité et de la complexité des facteurs qui influencent leur qualité, la production à grande échelle, de façon régulière et dans des conditions économiques satisfaisantes, ne

---

[14] Institut national de la recherche agronomique.

permet pas toujours de retrouver les caractéristiques organoleptiques d'un fromage d'Appellation d'Origine[15] ».

L'avènement d'une nourriture « standardisée et uniformisée »

Et à trop insister sur la valeur énergétique de la nourriture, le goût est devenu secondaire. Dans son livre *Histoires de la consommation*, Jacques Attali[16] explique comment on est passé « d'une nourriture variée, naturelle et abondante à une production industrielle standardisée et uniformisée ». Elle a fait du goût un élément annexe de la qualité de l'alimentation. Cette nouvelle approche nous vient des États-Unis où on a imaginé une alimentation industrielle, capable de nourrir à peu de frais les ouvriers et leur famille pour réduire le coût de l'alimentation et « permettre aux consommateurs d'acheter aussi de quoi se loger, se vêtir, se transporter, se distraire ». Déjà, avant la fin du XIXe siècle, des diététiciens américains ont alors expliqué « qu'il suffirait d'avaler certaines protéines, sans goût, pour se nourrir convenablement et pour pas cher… tout est fait pour faire passer le goût au second plan, pour manger plus vite, des choses fades ou bourratives, qui n'incitent pas à passer du temps à table », écrit Jacques Attali. Peu importe si la nourriture est insipide ou sans saveur, « le Ketchup est là pour relever le goût des plats ».

L'industrialisation de la nourriture donnera aux firmes agroalimentaires un essor remarquable non seulement aux États-Unis mais également en Europe où elles ne tarderont pas à se développer sur le modèle américain. La mise au point des procédés de surgélation et de déshydratation permettra la production et la conservation des repas préparés à l'avance. L'industrialisation des aliments va de pair avec la mise en place de toute la logistique sur laquelle repose le bon fonctionnement de ce qu'on appelle le « circuit long » de la chaîne alimentaire par différence du « circuit court ». Après les plats cuisinés, l'industrie propose depuis déjà un certain temps des aliments « reconstitués » ou « ultra-transformés », avant de s'investir dans la « viande artificielle ».

---

[15] Rapport d'activité, 1988.

[16] Éd. Fayard, 2019.

Le goût, c'est quoi aujourd'hui ?

À l'occasion de la semaine du goût 2020, l'INRAE (Institut national de la recherche agronomique et de l'environnement) a publié un dossier intitulé[17] *« Une histoire de goût »* réalisé à partir des ressources pédagogiques du *Centre des sciences du goût et de l'alimentation à Dijon (Université de Bourgogne)*. Le goût, c'est une histoire de chimie, explique ce document en rappelant que le goût correspond à la saveur et à l'arôme de l'aliment perçus par nos trois sens. Plutôt que de parler de goût, les scientifiques préfèrent le terme « flaveur » qui correspond à la combinaison des sensations gustatives (saveur), aromatiques (odorat) et trigéminales. Si c'est avant tout une histoire de chimie, alors que penser de l'innovation culinaire (« … cet irrépressible besoin de nouveauté, qui semble exprimer une exigence de nouveaux mets alliant des substances nutritives inconnues, peut-être même des produits de synthèse, en des rapports gustatifs inédits et si possible exacerbés par des arômes artificiels et des essences chimiques[18] ? »).

Ainsi, l'évolution des modes de vie explique non seulement les changements de comportement, mais aussi le développement de nouvelles pratiques industrielles. Si le recours au « prêt à manger » se fait au détriment des produits frais, le prix est aussi un argument avancé pour expliquer la baisse de consommation de certains produits, comme par exemple la viande rouge, ou pour accéder à des produits sous signe de qualité ou bio qui sont en général plus chers. Pour ceux qui considèrent la viande « comme un aliment qui a du goût qu'on a plaisir à manger », ils peuvent décider d'en consommer moins mais voudront privilégier la qualité.

Commentant une étude de l'IFOP, sur les rapports qu'entretiennent les Français de 18 à 35 ans avec le leader du

---

[17] https://www.inrae.fr/alimentation-sante-globale/gout – Une histoire de goût.

[18] https://www.lemonde.fr-Article de Jean-Claude Ribaut : *Le cerveau, siège de l'émotion gourmande, avide de surprises culinaires, conserve l'historique génétique de la gastronomie*. Cet article fait référence aux travaux de Patrick MacLeod président de l'Institut du goût et ancien directeur du laboratoire de neurologie sensorielle de l'École pratique des hautes études, et de ceux de Jean-Pierre Changeux, professeur au Collège de France et directeur du Laboratoire de neurobiologie moléculaire à l'Institut Pasteur.

fast-food, son directeur Jérôme Fourquet [19] parle « d'américanisation de notre société. L'imprégnation est tellement forte qu'on n'a même plus conscience du modèle américain qu'il y a derrière ». Or, le phénomène pourrait ne pas s'arrêter là. De nouvelles priorités ou contraintes liées au travail, à l'habitat ou à des enjeux de société risquent d'avoir bien d'autres répercussions sur la façon de se nourrir et de s'approvisionner.

Que devient la qualité nutritionnelle ?

Il est difficile d'appréhender la qualité d'une manière objective. Elle peut d'ailleurs varier dans le temps, et aussi selon l'environnement économique et social du moment, ou encore, en fonction des références culturelles de chacun. En raison de la montée des préoccupations de santé et environnementales, les consommateurs deviennent plus exigeants. Si la qualité d'un produit ne répond donc pas à une norme bien définie, elle serait néanmoins primordiale pour différentes catégories de population. Alors, comment expliquer qu'en France la grande distribution utilise surtout le prix comme principal argument de vente ? Sinon, que chacun a sa perception de ce qui est bon et sûr, et, que la publicité et le marketing en vantent pour tous les goûts et aussi pour tous les budgets !

N'empêche qu'en matière alimentaire, plus des trois quarts des Français déclaraient, en 2015, que la qualité était pour eux le critère le plus pertinent et qu'ils cherchaient avant tout à donner la priorité aux produits sains avec une « propension élevée à payer plus cher les produits fiables, efficaces et qui ont du goût[20] ». Mais comment percevoir si un aliment est de qualité et s'il répond à vos attentes, surtout qu'il n'est pas toujours évident d'en connaître l'origine, la composition ou le mode de production. Les spécialistes relèvent que c'est souvent à partir

---

[19] McDonald's. L'enseigne que les jeunes dévorent. Décryptage d'une génération McDo. Entretien Ouest-France du 22/05/22.

[20] Enquête réalisée chaque année depuis deux décennies par le Centre de recherche pour l'étude et l'observation des conditions de vie (Crédoc). Renouvelée en 2015, elle tend à mesurer la place qu'occupe la qualité pour les différentes catégories de population. CMV 283, juin 2016.

d'achats répétés sur le même produit, et dans le même magasin ou le même fournisseur, que le consommateur se construit une représentation du produit et qu'il sait qu'il peut l'utiliser en pleine confiance. Mais le trop-plein d'informations sur le même produit comme l'élargissement des gammes peut aussi créer la confusion.

En l'espace d'une quinzaine d'années, les comportements seraient devenus versatiles et le prix plus déterminant pour certaines catégories de consommateurs, même parmi celles en attente extrêmement forte de qualité. Cette évolution s'expliquerait par une situation économique plus tendue pour de nombreux foyers et aussi par une baisse de confiance des ménages, notamment dans les produits transformés. Quelle que soit l'origine des crises, elles modifient systématiquement le comportement des consommateurs. C'est ce que révélait, après plusieurs années de baisse du pouvoir d'achat des ménages français, l'analyse du Crédoc réalisée en 2007, sur le rapport à la qualité.

Si en matière alimentaire, l'appréciation de la qualité reste subjective, variable selon l'époque et le contexte, l'enquête *Tendances de consommation* du Crédoc, réalisée en 2015, mettait l'accent sur un des aspects de l'attente des Français : « L'important est la variété des repas, la convivialité et se faire plaisir en mangeant » pour préciser que notre modèle s'oppose au modèle américain « qui privilégie une alimentation fonctionnelle et où manger devient une nécessité[21] ».

Comment se définit la qualité ?

Elle relève « de notions très différentes : nutritionnelles et sensorielles, image gratifiante et impact environnemental du produit, facilité d'accès et de conservation, coût, sécurité, hygiène[22] … ». Dans l'alimentaire, grâce en particulier aux avancées de la recherche scientifique, de nouvelles pratiques industrielles à base de chimie se sont considérablement développées : phytosanitaire pour l'agriculture, additifs en tout

---

[21] Crédoc, n° 283, juin 2016.

[22] Voir à ce sujet *La chimie et l'alimentation*, ouvrage collectif, Éd. EDP Sciences, 2010.

genre pour la conservation, le goût, la sécurité alimentaire et qui ont pu altérer les « bons produits » d'origine. « Cependant, observant les pratiques nouvelles, qualifiées d'industrielles dans l'agriculture, le conditionnement, la distribution, nous savons bien qu'elles sont le résultat de nos genres de vie urbanisés, de l'accroissement des populations, de nos goûts de consommation ». En l'espace d'une trentaine d'années, la question de la qualité a donc beaucoup évolué. Période où l'industrie agroalimentaire s'est imposée avec une offre diversifiée et une montée en gamme des plats préparés ou cuisinés.
Si, dans leur ensemble, les Français restent très attachés à la qualité, les critères qu'ils mettent en avant peuvent être différents. Les analyses sur le sujet révèlent non seulement une très grande diversité des attentes, mais aussi que le comportement des consommateurs dépend assez largement du statut, du milieu socioprofessionnel, des tranches d'âge, et que les hommes et les femmes peuvent en avoir une vision différente. Si la qualité dans le domaine de l'alimentation avait dû, en 2015, se résumer en quelques mots, le Crédoc aurait retenu[23] : « un aliment issu de l'agriculture biologique, un produit naturel ; un produit cultivé ou élevé localement ; un produit frais ou brut ; un produit qui a du goût ».

Les notions de « sain » et « bon »

Les préoccupations environnementales devenant plus pressantes, la perception qu'en ont les consommateurs s'adapte au nouveau contexte. Elles font aujourd'hui plus largement référence au mode de production, à l'aspect sécurité et plaisir, pour exprimer ce qu'est un aliment de qualité.
Ainsi, les notions de « sain » et « bon » sont évolutives et participent donc largement à la construction d'un aliment de qualité, « c'est par le goût que le consommateur se fait juge de la qualité d'un produit ». Pour qu'il soit reconnu de qualité, il ne suffit donc pas que l'aliment réponde aux normes sanitaires en vigueur. L'origine géographique, la notion de terroir sont souvent

---

[23] Crédoc, Consommation et modes de vie, juin 2016, n° 283.

une plus-value et un gage de qualité pour ceux qui sont à la recherche des goûts d'autrefois liés à un savoir-faire.
Les produits sous signe de qualité devraient en toute logique répondre aux attentes des consommateurs. Alors, comment expliquer l'impact plus ou moins limité des labels ? À l'évidence, les prix ne les rendent pas accessibles à tous, même s'ils apparaissent pour beaucoup plus fiables par rapport à d'autres offres. Parmi les labels, seul le bio est en progression ; progression qui s'est confirmée d'année en année depuis 2012 avec un taux de l'ordre de 20 %, avant de connaître en 2021 un fléchissement des achats. Les produits bio sont perçus comme étant plus sains, plus naturels, dont la provenance est généralement connue, parce que le plus souvent issus plus directement du terroir. Les consommateurs les estiment bons pour l'environnement et la santé, et en plus, ils considèrent qu'ils ont plus de goût. Autrement dit, et selon le baromètre Agence Bio 2015, ils seraient de meilleure qualité. Et en l'occurrence, la qualité serait synonyme de frais, qui elle-même est une caractéristique forte étroitement associée au local et à la notion de production durable.

Une appréciation corrélée à l'âge et au mode de vie

Ainsi, d'après les études du Crédoc, les plus âgés seraient plus fidèles aux aliments traditionnels alors que les jeunes se portent davantage sur les aliments modernes et sucrés, et consomment peu de fruits et légumes. Le besoin de qualité pourrait s'accroître avec l'expérience et l'avancée en âge, alors que les jeunes auraient tendance à se satisfaire plus facilement de produit « standard ».
En général, ceux qui vivent en milieu urbain, comme les foyers modestes avec enfants, sont souvent consommateurs de produits carnés, sous forme d'ingrédients ou de plats préparés, de steak haché et de jambon blanc. Les catégories socioprofessionnelles supérieures, également adeptes de céréales du petit déjeuner, consomment plus que la moyenne de morceaux de volailles et de bœuf, principalement avec le steak haché. Ainsi, les deux régimes qui progressent le plus seraient liés d'une part à la consommation de viande, sous forme d'ingrédient ou de viande hachée, et d'autre part, à la consommation de volaille.

La classe des gastronomes, recensés parmi les retraités et dans les classes supérieures, est celle qui consomme le plus de morceaux de viande bruts. Celle des bons vivants se distingue aussi par une consommation fréquente de charcuterie, de jambon blanc et de steak haché. Or, les dernières tendances alimentaires font ressortir une diminution des gastronomes à la française et des bons vivants.
En résumé, les classes où la consommation de viande brute ou de charcuterie était jusqu'alors supérieure à la moyenne, sont celles qui ont tendance à régresser le plus. Comme pour les fruits et légumes, les nouvelles générations ont pour caractéristique de se tourner vers du prêt-à-manger, limitant leur consommation de viande à des produits toujours plus élaborés, plus pratiques et pas forcément plus coûteux.

L'alimentation sous haute surveillance

Selon une vaste étude *Individuelle nationale des consommations alimentaires (INCA 3)* réalisée entre 2014 et 2015 par l'Anses, les Français se nourrissent de plus en plus mal, et bougent de moins en moins. Nos assiettes contiennent toujours plus de produits transformés (plats préparés, pizzas, viennoiseries, soupes, desserts…) et de compléments alimentaires, trop de sel et pas assez de fibres. Dans son dernier rapport, l'Anses relève également qu'en matière de surpoids et d'obésité, d'activité physique et de sédentarité, la situation est « toujours préoccupante [24] ». Rien d'étonnant donc, si parallèlement en l'espace d'une dizaine d'années, l'inquiétude des consommateurs liée aux risques sanitaires et à l'environnement a profondément évolué. Selon le Crédoc, « 74 % des Français pensent, en 2019, qu'il existe des risques alimentaires contre 55 % en 1995 ». Ce climat anxiogène a certainement contribué à la mise en œuvre d'un ensemble d'outils pour surveiller l'évolution qualitative et quantitative de l'alimentation en France. Aux études INCA, qui constituent un des moyens d'évaluation du risque lié à l'alimentation, s'ajoutent plusieurs dispositifs comme nutri-vigilance confiée à l'Anses qui a pour

[24] INCA 3 : Évolution des habitudes et modes de consommation, de nouveaux enjeux en matière de sécurité alimentaire et de nutrition. Juillet 2017.

but d'améliorer la sécurité du consommateur ; l'enquête *Esteban* menée par Santé publique France qui permet de recueillir des données sur l'exposition des consommateurs à certaines substances de l'environnement, les études rééditées régulièrement depuis 1988 par le Crédoc sur les comportements et consommations alimentaires en France.

Pour leur part, le ministère de l'Économie (Direction générale de la concurrence de la consommation et de la répression des fraudes) et le ministère de l'Agriculture et de l'Alimentation (Direction générale de l'alimentation) assurent le contrôle et la surveillance des denrées animales et végétales aux différents stades de la chaîne alimentaire. Afin de veiller à la cohérence des différents dispositifs et de contribuer à l'amélioration de la sécurité sanitaire des aliments, une plate-forme s'est constituée autour des partenaires publics et privés. Cette plate-forme (SCA) dispose, depuis octobre 2020, d'un site internet dédié ouvert aux professionnels comme au grand public[25].

Ce qui veut dire qu'en France la chaîne alimentaire est fortement surveillée avec une vigilance toute particulière portée aux nouveaux aliments (algues, insectes, ou substituts de viande) ainsi qu'aux nouvelles pratiques de consommation. Même si les récents scandales sanitaires révèlent des angles morts dans le dispositif relevant de l'État, elle serait sur le plan sanitaire l'une des plus sécurisées au monde. Cependant, face aux nouveaux enjeux et en raison de l'extrême diversité du secteur de l'alimentation humaine, les acteurs de l'évaluation s'accordent sur le manque de données de qualité disponibles, et la nécessité d'intégrer les changements de comportements dans les différents processus de surveillance « de manière à alimenter l'évaluation de risque et éclairer les gestionnaires du risque ».

---

[25] https://www.plateforme.

3 – LE PRIX DANS L'ACTE D'ACHAT

Sortis de la période de pénurie d'après-guerre pour connaître, dans les années soixante-dix, celle de l'abondance, nous sommes entrés dans l'ère de l'hyperconsommation. La recherche du prix toujours le plus bas s'est surtout affirmée dans les années 2000 en raison de la quasi-stagnation du pouvoir d'achat. Largement soutenue par les campagnes de promotion et de publicité proposant des rabais, elle fait du prix, surtout dans le domaine alimentaire, le principal argument de vente de la grande distribution. L'hyperconsommation est largement entretenue par la concurrence acharnée que se livrent les grandes enseignes pour étendre ou conserver leur part de marché. Très ancrée dans l'attitude des consommateurs, cette stratégie génère beaucoup de gaspillage : « nous savons ce que nous jetons sans toujours savoir ce que nous mangeons » !

Le prix n'est pas le seul critère

Pour Jean-Pierre Poulain, sociologue et anthropologue à l'Université de Toulouse Jean-Jaurès[26], le choix des aliments est avant tout influencé par « le lieu d'habitation et le degré d'urbanisation » qui déterminent l'accessibilité plus ou moins grande aux points de vente et aux types de magasins. D'autres facteurs interviennent également dans les choix alimentaires. Il en est ainsi du temps consacré à la préparation des repas. Comme le montrent la plupart des enquêtes sur les comportements d'achats, les modes de vie plus urbains « des jeunes générations les conduisent de plus en plus vers la praticité[27] ».

Si le coût alimentaire intègre les contraintes de temps et d'argent liées au mode d'approvisionnement, il est aussi fonction des choix de consommer à domicile ou à l'extérieur, entre du « prêt-à-manger » ou du fait maison. L'éloignement entre le lieu de travail et le domicile incite à manger le plus souvent hors du foyer. Enfin, le niveau de vie est certainement le facteur qui

---

[26] *60 Millions de consommateurs*, hors-série, mai-juin 2022. L'augmentation des dépenses contraintes conduit bon nombre de Français à rogner sur leur budget alimentation.

[27] Source : Crédoc, Enquêtes Consommation 2010-2015.

conditionne les choix de beaucoup de foyers. La part alimentaire dans les dépenses des ménages à faible revenu est la plus élevée, de l'ordre de 19 %, alors que les plus aisés y consacrent à peine 14 %. Pour les repas pris hors de la maison, ces derniers dépensent le double des personnes aux revenus les plus faibles. De même, les plus défavorisés ne consomment pas les mêmes produits que les catégories plus aisées. À domicile, les ménages les plus pauvres mangent moins de poissons, de produits de la mer ou de fruits frais. En revanche, ils consomment plus de produits céréaliers, de produits sucrés et un peu plus de viandes blanches.

Des différenciations sociales importantes

La structure de consommation alimentaire varie donc fortement en fonction du niveau de revenu et peut engendrer des inégalités sociales de santé[28]. L'augmentation de l'obésité chez certains pourrait être liée aux variations relatives des prix alimentaires. « Les progrès en matière de production, de conservation, de transformation et de distribution de l'alimentation ont permis une baisse du prix des calories ». Cette évolution a favorisé le développement des produits transformés, « dont le prix a baissé beaucoup plus vite que celui des produits bruts ».

Les prix jouent donc un rôle important dans l'offre alimentaire, tant du point de vue quantitatif que qualitatif. Leur effet est particulièrement visible dans le secteur des fruits et légumes. La recommandation du Programme national nutrition santé, de consommer cinq portions de fruits et légumes par jour a progressé de 4 points de 2007 à 2010. « La crise économique a complètement effacé les gains… En 2016, malgré la reprise, on n'a jamais eu aussi peu de grands consommateurs de fruits et légumes, que ce soit chez les enfants ou les adultes[29] ». Par ailleurs, l'écart entre « coût d'une calorie de fruits et légumes et coût d'une calorie de graisse et de sucre s'est creusé au cours du temps », ceci a conduit les consommateurs à se tourner davantage vers les produits transformés d'autant plus qu'en même temps le coût des produits frais connaissait une hausse.

[28] France Caillavet, INRA Alimentation et sciences sociales, Ivry-sur-Seine.

[29] Source Crédoc, n° 292, juillet 2017.

Le mode et le lieu d'approvisionnement peuvent également avoir une influence sur les prix et affecter plus particulièrement certaines catégories de consommateurs. Les personnes âgées, par exemple, qui ont souvent des problèmes de mobilité, fréquentent généralement les commerces les plus proches, ceux qui se révèlent parfois les plus chers. Les personnes vivant seules ne font pas d'économies d'échelle, il leur est plus difficile de profiter des réductions par des achats en plus grandes quantités. Les disparités régionales, la proximité géographique des zones d'approvisionnement entraînent des disparités au niveau des prix et créent également des différences de consommation sur certains secteurs comme les fruits et légumes et les viandes.

Ainsi, les fruits et légumes sont devenus des marqueurs importants de différenciation sociale. Les plus modestes consomment moins de fruits et légumes frais que les personnes plus aisées. Il en est aujourd'hui de même de la viande. Le prix a longtemps été le principal argument avancé pour expliquer la baisse de consommation. Une enquête du Crédoc, publiée en 2018 [30], montre que si sa consommation diminue de façon régulière depuis une vingtaine d'années au moins, le facteur prix n'en est pas la seule raison. Les préoccupations de santé, d'environnement, le bien-être animal, sont également autant de facteurs qui expliquent la baisse de consommation de produits carnés. À partir des années 1980, le bœuf et autres viandes rouges sont en déclin au profit des viandes blanches en particulier de porc et volaille.

Comme pour les fruits et légumes, notre façon de consommer la viande en est une autre explication. Consacrer moins de temps à la préparation des repas se fait au détriment des produits frais et non transformés, au profit du prêt-à-manger. La recherche de praticité a aussi fait progresser la part de viande contenue dans les sandwichs, hamburgers et plats préparés. Les diminutions les plus fortes sont relevées dans les catégories socioprofessionnelles supérieures mais également chez les ouvriers qui ont toujours été de gros consommateurs. Quant aux

[30] Crédoc, Consommation & modes de vie, n° CMV300 : Les nouvelles générations transforment la consommation de viande.

nouvelles générations, elles consomment surtout la viande autrement[31].

L'appréciation prix/qualité n'a pas forcément le même sens selon l'âge. Les jeunes privilégieraient plus que la moyenne le prix, les plus âgés la qualité et globalement la recherche du prix le plus bas reste pour beaucoup de consommateurs le facteur le plus important, en tout cas celui qui anime principalement la grande distribution alimentaire. De nombreux facteurs interviennent donc dans les choix alimentaires. Mais comment, par exemple, se traduit l'attachement à la qualité, pour ceux qui ont des préoccupations de santé et environnementales, ou sont à la recherche du goût ? Selon l'enquête de l'Ipsos sur l'Alimentation durable, les Français accorderaient plus d'importance dans leurs choix à l'origine, à la saisonnalité, aux conditions de production, au respect de l'environnement. Si ces aspects sont davantage mis en avant, ils viennent juste après le goût et le prix. Ces deux derniers critères sont considérés les plus importants dans leurs choix alimentaires.

Si pour plus de la moitié, les Français déclarent préférer des produits de qualité, sains pour leur santé, quitte pour certains, à les payer plus cher, le prix resterait pour beaucoup le frein le plus important à l'achat de produits issus d'une agriculture durable. Il ne l'est pas seulement pour les personnes à faible pouvoir d'achat, les jeunes, les catégories populaires, les ouvriers et les revenus les plus modestes, la majorité des consommateurs resteraient assez sensibles au prix se laissant trop facilement séduire par les campagnes de promotion et le marketing des marques de distributeurs.

Le prix et la quantité gagnent par rapport à la qualité

Difficile d'expliquer autrement l'acharnement de la grande distribution pour obtenir de ses fournisseurs, industriels et producteurs agricoles, les tarifs les plus bas, au risque de perturber l'ensemble de la chaîne. Lorsque le distributeur obtient des prix inférieurs d'une année sur l'autre, l'industriel va à son tour chercher à diminuer ses coûts de production, quitte à rogner sur la qualité et à récupérer sur le coût de ses matières premières.

---

[31] Crédoc, n° CMV/300.

La grande question est de savoir si cette stratégie a des répercussions sur la composition et la qualité nutritionnelle des aliments. L'hypothèse la plus couramment avancée « est que les recettes incluent le plus souvent des ingrédients moins nobles, des épices de moindre qualité et que les dépenses sur le marketing et packaging sont fortement réduites ».

La crise sanitaire du Covid-19 est une autre illustration de la stratégie de la grande distribution. Pendant le confinement, les consommateurs ont acheté plus de produits français, de qualité et bruts au point de donner à penser que les produits locaux de qualité et bio, les circuits courts pouvaient être les grands gagnants de la crise dans l'univers de la consommation alimentaire. Si la crise a pu être un accélérateur de tendances, au fur et à mesure du déconfinement les réflexes du passé sont revenus. À part la vente en ligne, qui a conduit de plus en plus de consommateurs à faire leurs courses alimentaires sur internet, la crainte d'une baisse du pouvoir d'achat pousse à la recherche du prix bas et rallume la guerre des prix dans la distribution alimentaire. Seules celles des grandes enseignes, qui ont « un discours fort sur les prix gagnent des parts de marché[32] ».

Si les Français ont envie de bien se nourrir et de prendre soin de leur santé, leur bonne volonté peut être fortement mise à l'épreuve par l'augmentation des prix. Le contexte inflationniste de la période actuelle (2022-2023) est celui d'une montée en puissance des premiers prix, du low-cost et des marques de distributeurs moins chères, de 25 à 40 % à produit équivalent, que les marques nationales. D'après l'Observatoire Alimentation et Famille de la fondation Nestlé France, et selon les chiffres de 2022, pour 55 % des Français, manger équilibré est devenu trop cher.

Comme le relève un expert de la distribution, il existe un fossé entre deux mondes de consommateurs, signe d'une cassure profonde entre deux France[33], rendue visible par le phénomène des « gilets jaunes ». D'un côté « ces élites des métropoles

---

[32] *Les Échos*, 14-15 août 2021. Le Covid rallume la guerre des prix dans la grande distribution alimentaire.

[33] Philippe Grietzmann, *Les Échos*, 14/15 août 2021. *« Les distributeurs doivent acter la fin de la classe moyenne pour sortir de la crise ».*

poussent vers la sobriété et l'écologie, sans problème de pouvoir d'achat. Elles sont surreprésentées dans le monde politique et celui des médias, et imposent des mesures en accord avec leurs convictions ». De l'autre « dans les zones défavorisées, périphériques, dans les villes paupérisées, les gens n'ont pas rompu avec la consommation de masse. Ils cherchent surtout à acheter ce dont ils ont besoin dans les enseignes *discount* ».

Faut-il en déduire qu'il existe au moins deux types de consommateurs, l'un qui doit être servi par la qualité, l'autre par les volumes ? Dans une de ses dernières enquêtes, l'Observatoire (ObSoCo) a cherché à évaluer le rapport à la qualité et aux éthiques dans l'alimentaire[34]. Il dressait une typologie mettant en lumière « les fragilisés », soit 38 % des consommateurs ; ces Français plus pauvres que la moyenne en proie aux restrictions alimentaires et contraints de limiter le budget consacré à leur nourriture.

D'après l'étude de l'ObSoCo, en matière alimentaire, les Français se répartissent en sept profils de consommateurs. La tendance est donc à la segmentation du marché. La grande distribution adapte son offre à sa zone de chalandise, en ciblant les différents comportements alimentaires selon les types de clientèle. Ainsi, peut-on observer dans les magasins de la même enseigne, que l'offre sur les mêmes produits diffère selon leur zone d'implantation. Monoprix a pratiquement disparu des zones rurales et périphériques, pour se recentrer sur les métropoles et les centres-villes, visant principalement la clientèle féminine disposant d'un certain niveau de revenus[35].

À en croire la concurrence que se livrent les grandes enseignes pour offrir les meilleurs prix, c'est probablement parce que le prix le plus bas reste le meilleur argument pour séduire le consommateur. Même si elle n'apparaît pas aujourd'hui en parfaite concordance avec les critères de choix déclarés des consommateurs, apparemment cette stratégie reste payante au niveau des grandes enseignes.

---

[34] L'ObSoCo Société et consommation est une société d'études et de conseil en stratégie.

[35] https://neorestauration.com/article/ La fragmentation du monde alimentaire des Français s'amplifie (12/02/21).

Une stratégie qui en définitive aboutit à accorder moins de valeur à ce que nous mangeons, et qui est à l'origine d'un important gaspillage avec forcément un impact environnemental. Selon l'ADEME[36], c'est environ 10 millions de tonnes de nourriture qui seraient gaspillées chaque année. C'est aussi, et très certainement, une autre des conséquences de la stratégie des « bas prix » pratiquée en matière alimentaire !

---

36 https://expertises.ademe.fr – Dossier Agence pour l'environnement et la maîtrise de l'énergie, 05/11/20.

4 – LA CONSOMMATION ET SES PARADOXES

Nos décisions individuelles sont-elles toujours en adéquation avec nos intentions ? Les Français seraient de plus en plus attentifs à ce qu'ils mangent. La plupart des sondages d'opinion le confirment. Ils déclarent vouloir adopter en matière de consommation alimentaire un comportement plus responsable. Dans leur grande majorité, ils seraient disposés à consommer davantage de produits bons pour la santé, de produits régionaux ou vendus en circuits courts et à avoir tendance à réduire la quantité de produits qu'ils jettent[37]. Selon la même enquête, plus d'un tiers des personnes interrogées estiment modifier leur comportement pour consommer de plus en plus de produits de meilleur goût, et en même temps, respectueux du bien-être animal et de l'environnement. Pour ceux qui changent leurs habitudes, ils expriment la volonté d'apporter leur soutien à l'agriculture locale. Mais dans la même enquête, tout en déclarant être prêts à bousculer leurs pratiques, une large majorité de Français (plus de 80 %) considèrent que le prix constitue le frein le plus important à l'achat de produits issus d'une agriculture responsable. Alors, sommes-nous certains de pouvoir traduire nos bonnes intentions dans nos décisions individuelles d'achat ?

Des pratiques pas toujours concordantes

Déjà, dans un sondage réalisé en 2015, au plus fort de la crise de l'élevage, les Français confirmaient majoritairement leur volonté d'aider les éleveurs à bénéficier d'un meilleur prix pour leur production. On pouvait donc penser que les consommateurs seraient prêts à faire un effort pour privilégier les produits issus de l'agriculture française. Alors, comment interpréter cette opinion alors que la constatation faite au niveau de la grande distribution, et qui n'est jamais démentie, montrerait plutôt que la demande sociétale exigerait globalement au final de fournir des produits le moins cher possible ! En fait, les « bas prix » font partie de la culture des consommateurs, surtout que par rapport à

[37] https://www.Ipsos.com/fr-alimentation-durable-les-français-de-plus-en-plus-attentifs-à-ce-quils-mangent.

des produits labellisés, les différences de qualité ne sont pas toujours évidentes ou lorsqu'elles apparaissent, à en croire les spécialistes, consommer au meilleur prix ne mettrait pas en danger la santé. Comme l'explique Robert Rochefort, les prix et la qualité opposent souvent le consommateur et le citoyen.
Il faut rappeler qu'en matière alimentaire les perceptions et les comportements sont fortement influencés par le niveau et le mode de vie. Pour les catégories les plus défavorisées, la nécessité l'emporte souvent sur le plaisir, alors qu'à l'inverse pour ceux disposant de revenus et d'un niveau intellectuel plus élevés, le plaisir prévaudra sur la nécessité. D'une manière générale, la structure du foyer, l'âge et la position sociale ont une influence manifeste sur le rapport à l'alimentation. Certaines situations peuvent induire des décalages entre perceptions et comportements. Par exemple, tout en se déclarant très attentif à sa santé, le consommateur peut opter pour des plats préparés ou des aliments transformés parce qu'il n'a pas le temps, n'aime pas ou ne sait pas cuisiner. De même, on peut être sensible à la question de l'environnement et consommer assez rarement bio pour des raisons de prix. De nombreux travaux se sont intéressés aux facteurs qui interagissent sur les comportements alimentaires. Il en ressort une double tendance. Les modes et rythmes de vie ont entraîné de nouvelles pratiques qui se sont traduites par une certaine déstructuration des repas, en consacrant moins de temps à leur préparation et à cuisiner, pouvant même aller jusqu'à la disparition du repas traditionnel, signe de convivialité, de partage autour de plats cuisinés avec des produits de qualité. Face à cette dominante et dans le même temps, une autre tendance voit la progression du « bien ou mieux manger » et du « fait maison[38] ».

La conscience écologique

Sur un autre plan (celui qui veut apprécier le niveau de « conscience écologique » des consommateurs), les Français sont plus nombreux à déclarer vouloir adopter des « comportements durables » dans le domaine de l'alimentation. Alors comment

---

[38] Analyse des effets économiques et sociaux d'une alimentation plus durable. Document ADEME 04/2018.

comprendre le succès grandissant des premiers prix des hypermarchés, l'engouement pour le low-cost et les produits transformés ? Dans une enquête menée en 2018, le Crédoc a justement voulu tester la conscience écologique des Français en confrontant les représentations des consommations durables, du « consommer moins » ou « consommer mieux » aux pratiques individuelles de l'habitat à l'alimentation en passant par les transports. Après avoir relevé plusieurs contradictions, les résultats sont sans appel. « La richesse conduit les plus sensibles à l'écologie à des pratiques de mobilité qui ne peuvent être compensées par de petits gestes, comme la consommation de produits bio, la réduction ou la suppression de la viande et l'achat de produits d'occasion ». Les plus riches, parmi les plus diplômés, seraient ceux qui polluent plus que les autres. L'explication serait que plus le revenu est élevé, plus on consomme des ressources et pollue, en utilisant, par exemple, davantage que d'autres la voiture et l'avion pour les loisirs.
Dans sa conclusion, cette enquête montre « à quel point la transition écologique et le rôle du consommateur dans sa mise en place, sont loin d'être une évidence dans la société française alors même qu'il s'agit d'un sujet clivant ». Pourtant, les dernières enquêtes nous enseignent que plus de 80 % des personnes interrogées déclarent adopter des comportements durables dans le domaine alimentaire. Sur un sujet aussi sensible que celui de l'environnement on pourrait s'attendre, ainsi que le relève le Crédoc, à ce que les problématiques de développement durable soient au sein de la société les valeurs les mieux partagées. Or, dans la vie quotidienne nos comportements peuvent parfois trahir nos meilleures intentions. « Si ceux qui disposent d'un fort capital économique et intellectuel s'en tiennent à un engagement de façade, alors que peut-on attendre des plus démunis[39] ? »
Au moment où l'on observe une montée en puissance des préoccupations environnementales et de l'inquiétude des Français, à propos des répercussions de ce qu'ils mangent sur leur santé, les enquêtes révèlent une baisse paradoxale de la consommation des produits frais et d'une manière générale, une

[39] Consommation durable : l'engagement de façade des classes supérieures, Consommation & mode de vie, n° CMV 303.

baisse régulière des produits bruts ou issus de la première transformation[40], parallèlement à une augmentation de la part des produits transformés dans les dépenses alimentaires.

La situation des plus défavorisés

S'agissant de nos attitudes de consommation au quotidien, comment ne pas s'attarder sur la situation des personnes qui ont un accès restreint, inadéquat ou incertain à des produits sains et nutritifs. Selon le baromètre de l'Ipsos/Secours populaire français de 2018, 21 % de nos concitoyens auraient du mal à se nourrir sainement avec trois repas par jour. La France est un pays où la précarité se développe et l'alimentation devient pour beaucoup la variable d'ajustement. Selon l'Insee, 9,2 millions de personnes vivent en dessous du seuil de pauvreté et, d'après le ministère de l'Agriculture, près de 4 millions ont recours à l'aide alimentaire. L'alimentation est loin d'être un poste de dépense préservé.

Au contraire, face aux dépenses contraintes, comme le logement ou l'énergie, le reste à vivre pour les plus défavorisés n'est pas suffisant pour se nourrir convenablement. Ce qui conduit à des restrictions d'ordre quantitatif en mangeant moins ou en se privant d'un repas, ou de nature qualitative en mangeant moins équilibré ou des produits moins frais ou de moindre qualité. C'est ce qui explique que ce public est très peu accessible au message de prévention. Son alimentation est plus éloignée des recommandations nutritionnelles que les classes plus aisées, et ses pratiques alimentaires impliquent également plus de facteurs de risques.

Pour en revenir aux attitudes alimentaires, les dernières décennies marquent incontestablement de fortes évolutions. Mais elles restent très différenciées en fonction de critères sociodémographiques et se traduisent parfois par des actes d'achat pas toujours en cohérence avec les déclarations d'intention du moment. Néanmoins, ces évolutions font apparaître des clivages sociaux selon les générations ou selon les catégories socioprofessionnelles. On assiste à un mouvement de

---

[40] Évolution du commerce et de la distribution, Faits et chiffres 2019 (Source Kantar), Fédération du commerce et de la distribution.

plus en plus marqué d'une diversification à la fois des modes d'alimentation et des produits consommés. Les choix de consommation dépendent aussi des périodes de la vie et pas toujours du niveau de revenu. Par exemple, les jeunes vont privilégier leurs loisirs, leurs passions, les dernières technologies, les équipements de marque. Des choix qui ne leur permettent pas toujours d'être dans la recherche de la qualité de ce qu'ils mangent. Comme on l'a vu, ces évolutions ont entraîné de profonds changements sur l'offre alimentaire. D'après les études prospectives, ceux qui s'annoncent pour les prochaines décennies sont au moins aussi importants sinon plus.
En réaction à la stratégie de la grande distribution, la tendance vers un approvisionnement de proximité se confirme ; une forme de contestation de la société de consommation de masse ! Mais saurons-nous dépasser nos paradoxes pour nous nourrir sainement ? Selon le Crédoc, si, par exemple, 7 Français sur 10 sont sensibles à l'idée, seulement 25 % respectent le conseil de manger « 5 fruits et légumes par jour ».

Des attentes multiples et des pratiques différentes
De la plupart des études, ressort un décalage entre discours et actes d'achat, soulignant la complexité et la grande imprévisibilité du consommateur. En la matière, le caractère contradictoire des attitudes est sans doute plus apparent que réel dans la mesure où ces attitudes émanent le plus souvent de personnes différentes. Et pour un même individu, les attentes sont multiples et peuvent aussi conduire à des comportements qui peuvent varier en fonction du contexte et des contraintes du moment. Ne s'agit-il pas avant tout de contradictions qui refléteraient en fait une réalité très différente selon les classes sociales, les niveaux de revenus, d'éducation et les modes de vie ?
Les écarts sont en effet fréquents entre convictions et intentions d'une part et d'autre part les comportements réels. Spécialiste de l'alimentation, Éric Birlouez nous rappelle comment les attentes des Français vis-à-vis de leur alimentation ont évolué[41]. En

[41] Éric Birlouez, ingénieur agronome, sociologue de l'agriculture et de l'alimentation.

nombre réduit et partagées par la grande majorité au cours des Trente Glorieuses, après la quête de satiété, les attentes sont devenues plus qualitatives avant l'exigence de prix bas, auxquelles s'ajoutent de nouvelles attentes plus récentes : « naturalité, local éthique… sans oublier le besoin de connaître la composition du produit, l'origine et la provenance de ses ingrédients, son lieu d'élaboration, le fabricant et ses process de production ». Mais pour ce spécialiste, l'un des phénomènes majeurs actuels réside dans l'éclatement des styles d'alimentation et dans la segmentation des consommateurs en groupes aux valeurs, pratiques et attentes différentes (flexitariens, végétariens, bio…) ou adeptes de régimes. Et de conclure : « Il n'existe pas un mais des consommateurs. Et chaque consommateur a lui-même un comportement pluriel. »

Une étude récente sur l'intention et le comportement d'achat en ligne au Québec, fait un parallèle entre vêtements écoresponsables et alimentation durable. « L'attitude par rapport au produit, les préférences et les caractéristiques sociodémographiques et socioéconomiques (mode de vie, âge, genre, revenu) influencent l'achat des produits alimentaires durables. Ainsi, les consommateurs bio ont tendance à être éduqués et provenant des classes supérieures[42] ».

Se référant à des travaux menés au Royaume-Uni et en Allemagne, cette étude met en évidence la difficulté au moment de l'achat de voir les différences entre les produits. Dès que l'information est technique ou complexe, les systèmes de certification ont une efficacité limitée, ce qui souligne la difficulté à voir les différences entre les produits durables et les autres. « Les pratiques d'achat de nourriture font souvent partie de la routine ». Malgré une certaine sensibilité aux enjeux climatiques, les consommateurs considèrent toujours le prix, la qualité (aspect et fraîcheur) et le goût comme des critères plus

---

[42] Cf. Alice Goupilleau, autrice d'un essai présenté au Centre universitaire de formation en environnement et développement durable pour l'obtention du grade de maîtrise en environnement. « Proposition d'actions pour réduire l'écart entre l'intention et le comportement d'achat de vêtements en ligne au Québec ». Cette étude fait un parallèle entre vêtements écoresponsables et l'alimentation durable – Université de SHERBROOKE, avril 2023.

importants que les raisons environnementales ou le bien-être animal dans leurs décisions d'achat.

Ainsi que le souligne le Conseil national de l'alimentation, dans son avis de juillet 2022, les changements d'attitudes alimentaires mis en lumière au travers d'études ou d'enquêtes comportent souvent des écarts entre « comportements déclarés et réels ». De même, la diffusion de nouvelles pratiques alimentaires ne doit pas faire oublier que le plus souvent elles « concernent une minorité de consommateurs[43] ».

[43] Avis n° 90 du Conseil national de l'alimentation pour une alimentation saine et durable, juillet 2022. Le CNA, organe consultatif auprès des ministres de la Santé, de l'Environnement, de la Consommation et de l'Agriculture et lieu de concertation réunissant toutes les parties prenantes de la filière alimentaire.

5 – LE MARKETING ET SES ABUS

Le secteur de l'alimentation est certainement l'un des terrains où il est assez facile d'agir sur le comportement des consommateurs. Au service d'un système économique qui veut favoriser la consommation en éclairant le choix des acheteurs, le marketing a le plus souvent poussé à la surconsommation. Le matraquage publicitaire est aujourd'hui considéré comme l'une des explications, sinon l'une des causes du gaspillage. Quelle qu'en soit la forme : allégations, indications ou présentations fausses, le marketing a indéniablement de nos jours un très grand poids. Ce que les étiquettes disent ou ne disent pas, des emballages qui trompent, des « logos » pas toujours très fiables, autant de moyens pour créer la confusion et induire en erreur un acheteur souvent pressé. Lorsqu'il se trouve devant les rayons, avec un large éventail de propositions, il prend rarement le temps de déchiffrer des indications formulées en petits caractères sur les étiquettes, le plus souvent illisibles ou incompréhensibles.
Depuis quelque temps, on assiste à des campagnes publicitaires de la part des marques, sur les marchés les plus porteurs. Le bio, les produits du terroir ou les produits naturels, avec des messages forts, auxquels sont adjoints des slogans sur le local, la proximité ou encore le commerce équitable, sont devenus de véritables arguments marketing. L'authenticité peut être trompeuse et cacher des réalités bien différentes. Les industriels et les distributeurs utilisent parfois des méthodes douteuses pour mettre en avant leurs produits. Les éleveurs se souviennent de la campagne lancée au printemps 2017, pour la promotion du lait par une grande marque. Elle s'est fait épingler pour publicité abusive ayant utilisé, à l'insu et sans autorisation de l'intéressé, le portrait d'un jeune éleveur dans une pâture tenant sa vache par l'encolure. Or, l'exploitation où le jeune travaille aux côtés de ses parents ne livre pas son lait au groupe détenteur de la marque. Dommage pour l'authenticité du message !
Une image trompeuse mais qui se veut positive en rappelant l'origine de la production laitière : un éleveur et sa vache au milieu d'un pré. Et peu importe si l'industriel en cause ne peut garantir que le lait qu'il transforme provient exclusivement de troupeaux nourris à l'herbe ! L'image des producteurs agricoles,

dans leurs champs ou étables, n'a jamais été aussi présente dans les campagnes de communication qu'actuellement. Elle nous ferait presque oublier qu'environ 75 % des dépenses alimentaires des ménages concernent des produits transformés et que près de la moitié des produits frais, comme les fruits et légumes, que nous mangeons, viennent de l'étranger ! Où est la sincérité de ce type de communication, lorsqu'il est porté à l'excès et est susceptible d'altérer le comportement du consommateur, même de celui qui est normalement attentif et avisé ?

L'image crée souvent l'illusion

Mis à l'honneur, *le paysan* serait-il devenu tout à coup le « héros moderne » de la grande distribution, qui en même temps investit l'univers du terroir, censé davantage répondre aux attentes des consommateurs en matière d'origine, d'authenticité et de saveur des produits ? L'exemple de la stevia est à cet égard intéressant. À l'origine, il s'agit d'un produit naturel tiré d'une plante sud-américaine, produit destiné à remplacer l'aspartame, comme substitut du sucre. Récemment mise sur le marché, cette nouvelle substance est appelée à être très largement utilisée comme édulcorant dans de nombreux produits, surtout les boissons[44]. L'image d'un produit naturel, portée par « celle du petit paysan paraguayen dans son champ de stevia » est pourtant trompeuse. La plante est de nos jours cultivée à l'échelle industrielle, principalement en Chine, devenue le premier producteur mondial !

En matière de tromperie, le cas du miel est également très parlant. L'absence d'une réglementation suffisamment rigoureuse donne libre cours à tous les abus. Jusqu'à une période récente, on pouvait trouver des miels à la traçabilité quasi inexistante, commercialisé sous l'indication d'origine « Union européenne/non Union européenne », ce qui veut dire qu'ils peuvent venir de partout, ce qui est en soi une absurdité ! Dans sa composition naturelle, le miel contient surtout du sucre – fructose, glucose, saccharose – et de l'eau (18 %). Elle est très proche du sirop industriel. La réglementation interdit tout ajout de sucres ou de sirops et d'additifs dans le miel destiné à la vente.

44 Que Choisir, 532, janvier 2015. Édulcorants, Juste une illusion.

Or, comme le sucre coûte beaucoup moins cher, « les fraudeurs préfèrent utiliser des dilutions à partir d'une base miel ». Ces dilutions n'ont rien à voir avec un produit authentique tiré des alvéoles de la ruche et du fruit du travail des abeilles à partir du nectar des fleurs. Le miel consommé en France provient pour près des 2/3 de l'étranger, et bien souvent de pays moins regardants sur les contrôles de qualité. Ce qui est particulièrement inquiétant, c'est qu'il serait « théoriquement possible de fabriquer du miel 100 % en laboratoire », selon Dr Éric Jamin d'Eurofins, du laboratoire spécialisé dans la bio-analyse [45] . Une situation qui profite aux opérateurs peu scrupuleux, et pas seulement aux importateurs. Surtout que la fraude serait apparemment très difficile à détecter. Elle est cependant très préjudiciable aux apiculteurs locaux qui font des miels de qualité, aux saveurs variées, et qui sont des professionnels respectueux de la nature et participent au maintien de la biodiversité de notre territoire.

Sur l'origine, une confusion largement entretenue

Avec l'augmentation du flux d'importation de produits agricoles consommés en France, ce genre de pratique n'a rien d'exceptionnel. On la retrouve également avec un oignon rouge en provenance de Nouvelle-Zélande. Dans ce dernier exemple, le produit vendu en grande surface, sous le logo « Saveurs du jour », est la marque d'une ferme bien connue du Loir-et-Cher, spécialisée dans les salades et crudités !

L'étiquetage des produits de grande consommation serait devenu *« l'art de la triche »*, selon les Associations de consommateurs qui dénoncent, après de multiples tests et analyses, des pratiques douteuses. La composition et l'origine des produits sont les deux domaines où sont relevées le plus d'irrégularités. L'emballage n'en est pas non plus exempt. Certains produits, plus que d'autres, feraient l'objet de nombreuses et importantes malversations. Comme l'huile d'olive que la Commission

---

[45] Que Choisir, 528, septembre 2014. Des sucres ajoutés près d'une fois sur trois.

européenne a placée en tête de liste des denrées alimentaires les plus exposées à la fraude[46].

Dans la fabrication des huiles de grande consommation, certaines pratiques facilitent la tricherie, comme les assemblages. Une forme de raffinage serait utilisée pour gommer les odeurs désagréables et le mauvais goût des olives abîmées, avant de les mélanger à des huiles de qualité. Si les marques qui abusent de la technique se font régulièrement épingler, les tricheries ne sont pas aisées à déceler. Le chiffre d'affaires des fraudes a presque doublé en l'espace de quelques années. Deux pays producteurs se sont particulièrement distingués. L'Italie qui exporte deux fois plus d'huile d'olive qu'elle n'en produit et l'Espagne, premier producteur au monde qui veut s'imposer à l'export en menant une politique de prix bas. Un secteur très réglementé, mais une réglementation sans doute trop laxiste où l'ingéniosité des fraudeurs, fait que l'on retrouve sur le marché des produits « vierge extra » de qualité médiocre ou douteuse qui viennent concurrencer celles des oléiculteurs de Provence, qui eux bénéficient d'une AOP (Appellation d'origine protégée). Sur environ 100 000 tonnes vendues annuellement en France, la production oléicole « Made in France » oscille entre 5 000 et 7 000 tonnes depuis des années. Conséquence selon les associations de consommateurs : une offre essentiellement industrielle, standardisée, pas forcément de grande qualité, pouvant résulter d'assemblages de lots d'huiles d'olive importés au gré des cours mondiaux et de l'offre des pays producteurs : Espagne, Maroc, Tunisie, Italie…

À force d'images alléchantes répétées qui enjolivent les choses, ou prétendent rendre la vie plus facile, plus agréable, le marketing et la publicité finissent par jeter le trouble et par formater les esprits. L'étiquetage et l'emballage sont devenus des moyens puissants de communication pour parfois abuser les consommateurs. Or, la publicité et le marketing mettent en œuvre des moyens considérables sur l'alimentation alors que la qualité nutritionnelle est devenue un enjeu de santé publique pour lutter en particulier contre le surpoids et l'obésité.

---

[46] Que Choisir, 582, juillet-août 2019. Des fraudes plus que juteuses.

Le Haut Conseil de la Santé publique notait, en 2017, que l'alimentaire se situe parmi les trois premiers secteurs des plus fortes dépenses publicitaires. Les produits promus dans le cadre des publicités alimentaires sont « essentiellement des éléments gras, sucrés et/ou salés[47] ». Se référant à une étude du Centre national de la consommation de 2019, Santé publique France a relevé « que plus de la moitié des publicités vues par les enfants et les adolescents concernent des produits gras, salés ou sucrés[48] ».

L'étiquetage, pas toujours sincère !

L'illusion ne joue pas seulement sur la liste des ingrédients ou l'indication de provenance du produit, il faut également s'attarder sur la quantité, même si la boîte ou le paquet paraît inchangé. Les consommateurs attentifs ont pu relever, une fois le paquet ouvert, des différences de quantité sur un produit ayant conservé le même emballage ! Une façon d'augmenter le prix au kilo. Les industriels savent également utiliser de multiples astuces pour mettre en avant un élément valorisant, même s'il s'avère très, très minoritaire, pour faire passer l'essentiel du contenu de moindre qualité. Ils sont surtout aidés en cela par l'industrie aromatique. Elle met à leur disposition toute une palette d'arômes de synthèse, qui leur permet de restituer du goût à des aliments qui n'en ont pas. C'est trop souvent le cas des plats cuisinés. Que Choisir[49] nous apprend, par exemple, que sur un échantillon d'une vingtaine de plats, analysés et pesés, « la plupart ne contenaient guère plus de 10 % des légumes et de la viande ou du poisson promis ». Trop souvent en quantité négligeable, alors qu'ils sont bien mis en évidence sur les emballages. Ces éléments peuvent parfois être « mensongers, erronés, ambigus, contradictoires ou incompréhensibles »,

---

[47] Source France Stratégie : Rapport 2021 pour une alimentation saine et durable, rapport synthétique, p. 87.

[48] Dans son avis de juillet 2022, le CNA propose de renforcer l'encadrement de la publicité et du marketing alimentaires diffusés sur les réseaux sociaux sur les sites internet à destination des plus jeunes, peu compatibles avec les systèmes alimentaires durables.

[49] Que Choisir, 534, mars 2015. Étiquetage nutritionnel.

relevait la Cour de Justice de l'Union européenne, dans un arrêt de juin 2015.
Apparemment, les consommateurs deviendraient de plus en plus méfiants concernant leur alimentation. Climat sans doute entretenu par les derniers scandales sanitaires, comme celui de la viande avariée venant de Pologne ou la contamination d'œufs au fipronil aux Pays-Bas ou en Belgique et plus récemment avec les pizzas de Buitoni. Les consommateurs demandent plus de clarté en matière de traçabilité des produits au moyen d'une information claire, accessible et immédiatement compréhensible. Mais ils veulent aussi être mieux informés sur la qualité nutritionnelle des produits alimentaires. Ils sont aujourd'hui très conscients que leur état de santé dépend grandement de l'équilibre nutritionnel de ce qu'ils mangent. La qualité nutritionnelle est devenue un enjeu majeur de santé publique à un point tel que les autorités, en charge de la prévention, ont proposé depuis plusieurs années d'apposer sur les emballages pour tous les produits, un code couleur allant de la meilleure qualité à la moins bonne. Ce projet a suscité de très fortes réactions en particulier de la part des industriels qui ont jugé le dispositif trop simpliste et discriminant. De son côté, le président de la Société française de Santé publique, qui a été l'un des défenseurs du dispositif, a toujours plaidé pour la simplicité : « L'intérêt, c'est aussi que ce soit parlant pour les personnes en difficulté… Mais même pour les populations bien informées, la question se pose » !
En raison de la place prise aujourd'hui par les plats préparés, et les produits transformés, ou ultra-transformés, comment afficher simplement leur composition ? Les associations de consommateurs réclament depuis longtemps une information qui, pour le plus grand nombre, permette de savoir ce que nous mangeons. Il est pour le moins nécessaire de pouvoir distinguer entre des aliments dont la consommation excessive n'est pas recommandée pour la santé, de ceux qui ne présentent aucun risque, et, en même temps d'être mieux informé sur la valeur

nutritive des produits[50]. À partir du moment où les additifs et les arômes chimiques sont largement utilisés pour donner de la texture à des aliments qui n'en sont pas, ou du goût à des aliments qui n'en ont plus, et que le jeu des assemblages, ou le recours à la chimie permet de reconstituer tous les profils, la question est de savoir si une information simple et objective, sur la nature ou la composition réelle peut se décliner efficacement pour satisfaire les consommateurs.

La grande distribution commence à prendre conscience qu'elle a intérêt à sortir de l'opacité actuelle. Ainsi, Intermarché a lancé début 2020 son *Franco-Score* pour faire la transparence complète sur l'origine des ingrédients avec l'ambition d'aller plus loin. Du coup, les magasins Leclerc en ont profité pour indiquer que les marques de l'enseigne feront mention de l'origine géographique des principaux ingrédients entrant dans leur composition et Super U réplique qu'il précisera l'origine des ingrédients par un mix entre les indications sur les emballages et davantage de précisions en ligne.

L'affichage nutritionnel officiel, Nutri-Score plus visible sur les emballages, impose d'évaluer sur une échelle, d'un à quatre, les scores de leurs produits. Modifier le visuel peut demander du temps, mais Nutri-Score pourrait faire évoluer la composition des plats cuisinés et produits transformés. Pour éviter d'afficher des aliments de médiocre qualité, les transformateurs modifient les recettes, en cherchant à réduire la part des ingrédients qui font baisser le classement, ce qui pourrait contribuer à améliorer la qualité du contenu de notre assiette. Moins d'acides gras, réduire la teneur en sel, remplacer l'huile de palme par de l'huile de tournesol, ces changements de composition des produits qu'exige « le bien-manger » risquent fort d'avoir des répercussions sur les prix.

---

[50] L'application store Yuka (sur iPhone et iPad) permet d'analyser les produits notamment alimentaires. Elle évalue leur impact sur la santé en donnant des informations sur les risques liés aux additifs.

6 – LA MALBOUFFE !

Une offre alimentaire de plus en plus riche et variée, pour tous les goûts et toutes les bourses, s'est installée avec l'ambition de répondre à toutes nos préoccupations. Pourtant jamais les nutritionnistes et le grand public ne se sont autant interrogés sur le contenu de la nourriture ! Une alimentation abondante et plutôt bien sécurisée mais dont la qualité serait à l'origine du surpoids, de l'obésité, des maladies chroniques qui touchent surtout les plus défavorisés. Beaucoup trop de sel, de sucre et d'additifs dans les produits alimentaires industriels. Une étude des services du Trésor, réalisée en 2016, après avoir chiffré le coût socio-économique de l'obésité à 20,4 milliards d'euros par an, avait proposé de taxer la malbouffe.

Or, les fast-foods continuent de s'installer dans les centres-villes avec des McDonald's, kebabs ou pizzerias. Qu'on le veuille ou non, les fast-foods font aujourd'hui partie du paysage alimentaire français. Selon le Centre de recherche pour l'étude et l'observation des conditions de vie (Crédoc [51]), si la consommation de viande a diminué de 12 % en dix ans, la vente des burgers, elle, aurait augmenté de 260 % entre 2004 et 2017 ! Notre nourriture se serait laissé envahir par une alimentation devenue trop industrielle et identifiée désormais comme « malbouffe » !

Dans un article de *Sciences humaines*, Gilles Fumey rappelle que dès le XVIIIe siècle, les Italiens avaient compris qu'il fallait se battre pour une alimentation « bonne, propre et juste » ; combat qui a donné lieu en 1986 à la création du mouvement Slow Food qui appelle « à prendre son temps pour déguster mais aussi choisir une alimentation plus saine pour le corps et l'environnement[52] ». En 2021, Slow Food comptait plus de 100 000 adhérents dans 130 pays et rassemblait plus de 1 000 cuisiniers. Ce mouvement a pour ambition de dénoncer

---

[51] *Sciences humaines*, juillet 2021, n° 338, Art. Slow Food des nourritures militantes, par Gilles Fumey, géographe et auteur de plusieurs ouvrages dont *Manger local, manger global*, CNRS, 2021.

[52] *60 Millions de consommateurs*, hors-série alimentation, août-septembre 2019.

« les liens unissant des industriels de l'agroalimentaire et des politiques, comme de réclamer une prise en compte de l'urgence climatique dans l'action publique ». Slow Food intervenait, en 2021, auprès de la Commission européenne pour demander à ce que la nouvelle la Politique agricole commune transforme notre alimentation pour la rendre moins dépendante des intrants et des circuits de commercialisation mondialisés. « Il faut libérer la gastronomie ».

Mais alors, que penser des aliments « ultra-transformés » de plus en plus présents dans les supermarchés ? De ces produits qui « ressemblent à des aliments, ont le goût des aliments mais n'en sont pas », comme l'explique Anthony Fardet, nutritionniste à l'INRAE[53]. Il nous ouvre les yeux sur un phénomène mal connu du grand public : l'ultra-transformation « qui consiste à fractionner les ingrédients pour les recombiner et en faire des produits vendus dans le commerce ». Ces aliments recomposés à partir d'ingrédients, produits mondialement en très grandes quantités seraient, selon ce spécialiste, très nocifs pour la santé s'ils sont consommés en trop grande quantité. Ils « sont indirectement la première cause de décès dans les sociétés occidentales, et notamment en milieu urbain ».

Une tendance pas très rassurante pour la santé

Ainsi, les Français se nourrissent de plus en plus mal. La question est devenue très préoccupante au point de mobiliser récemment les plus hautes instances. Déjà, en 2014, dans son rapport annuel sur la sécurité sanitaire de l'alimentation, la Cour des comptes mettait en lumière des anomalies graves pour souligner l'absence de sanctions suffisantes. Depuis, en juillet 2017, l'Agence nationale de sécurité sanitaire, de l'alimentation, de l'environnement et du travail (Anses) fut assez sévère sur les habitudes alimentaires des Français : trop de sel, pas assez de fibres et une nette augmentation des produits transformés ; situation aggravée par une sédentarité grandissante et trop de temps passé devant les écrans. À son tour, le Conseil national de l'alimentation a estimé que la malbouffe était « aussi nuisible que le tabac et l'alcool », et jugé la situation alarmante. Plus

[53] https://www.lanutrition.fr/anthony-fardet

récemment, en septembre 2018, dans un rapport l'Assemblée nationale s'élevait contre la malbouffe et ses conséquences sur la santé[54].
La journée mondiale de la malbouffe, en juillet 2021, a été l'occasion d'attirer l'attention sur les conséquences de ce type de nourriture sur la santé[55]. Bien que les pouvoirs publics en aient pris conscience, « la malbouffe reste très présente dans l'alimentation des Français » et de citer des chiffres alarmants : « En France, on impute à la malbouffe 8 millions d'obèses, 500 000 insuffisants cardiaques, 10 millions d'hypertendus et plus de 4 millions de diabétiques. Elle aurait aussi une responsabilité dans environ un quart de cancers ». Le rapport ajoutait : « On a tort d'associer la malbouffe à la nourriture consommée dans les fast-foods ou dans les snacks… or, celle-ci se présente sous plusieurs formes, parfois de manière insidieuse… produite industriellement et de mauvaise qualité nutritionnelle du fait d'une trop grande teneur en sel, graisses et sucre. Il s'agit notamment de préparations alimentaires pleines d'additifs et de conservateurs relativement délétères pour la santé quand elles sont consommées à long terme[56] ».
Pas assez de fruits, de légumes, de légumineuses, de céréales complètes mais aussi trop d'additifs dans notre assiette. Même si ces substances utilisées dans l'alimentation par l'industrie sont les plus contrôlées en Europe, la liste, plus de 300, n'est pas forcément très rassurante : antioxydants, colorants, conservateurs, exhausteurs de goût… Des publications scientifiques jettent régulièrement le doute sur certains d'entre

---

[54] Dans un article de l'*Express* du 09/03/23, Nicolas Bouzou et Anne-Sophie Joly (présidente du Collectif national des associations d'obèses) précisaient qu'outre les risques psychiques et de santé, l'obésité représente un coût de plus de 10 milliards d'euros par an pour la France.

[55] Réseau national de rééducation nutritionnelle psycho-comportementale comportant 98 centres. Présent sur l'ensemble du territoire, il constitue le premier réseau français référent de médecins pour la prise en charge de la surcharge de leurs patients.

[56] Que Choisir, n° 574, novembre 2018.

eux. Que Choisir relève pas moins de 87 additifs dont il faudrait se méfier[57].

La falsification du goût

Autre sujet, à propos duquel les consommateurs sont tenus en alerte, est celui des arômes qui ont envahi notre nourriture. Autrefois issus des plantes, ce sont plus généralement des arômes chimiques qui donnent aux aliments leurs saveurs. Ils sont aujourd'hui partout dans les plats préparés, les pâtisseries, les conserves et les boissons. Seule exception : les surgelés et bien évidemment les produits frais. L'industrialisation de la nourriture fait perdre aux produits de base leur saveur naturelle, donc leur goût. Il a bien fallu trouver des substituts. C'est le rôle des arômes chimiques. Par un jeu d'assemblage, il est possible de reconstituer tous les profils de goût pour remplacer les épices et arômes naturels tirés autrefois des plantes. Quels sont les effets à long terme sur la santé de ces arômes de synthèse ?
Comme on ne synthétise que les molécules les plus marquantes, pour laisser celles à l'état de traces qui ont pourtant un effet de synergie dans l'ensemble, certains chercheurs comme Isabelle Souchon de l'INRA[58] s'interrogent sur les conséquences d'une falsification généralisée du goût des aliments. Elle peut conduire à une perte de repères gustatifs et surtout à une standardisation des goûts qui nous éloignera de l'arôme des aliments naturels !
Comme nous l'explique Laurent Chevallier, médecin nutritionniste[59], « il ne s'agit pas seulement de manger moins gras, moins salé, moins sucré, mais aussi de limiter la chimie dans notre assiette ». Dès l'instant où la pratique des additifs et des arômes chimiques est largement utilisée, on peut aussi se demander si les industriels de l'agroalimentaire n'ont pas intérêt à conserver un étiquetage flou pour ne pas révéler leurs procédés de fabrication !

---

[57] Selon une étude de l'agence Santé publique France réalisée auprès de 50 000 enfants de 2 à 6 ans, la proportion d'enfants obèses a quasiment doublé entre 2019 et 2021. Elle est passée de 2,8 % à 4,6 %.

[58] Que Choisir, n° 539, septembre 2015.

[59] Auteur du livre : *Impostures et vérités sur les aliments* (Fayard).

Pas facile de connaître la nature et l'origine des ingrédients

C'est peut-être aussi la raison pour laquelle l'étiquetage nutritionnel est resté jusqu'à présent si incompréhensible. « La nature des ingrédients est listée dans l'ordre de leur importance sans que les consommateurs en soient clairement informés ; seuls les pourcentages des ingrédients les plus valorisants sont cités. Les quantités exactes de sucres et de gras ajoutés ne sont pas mentionnées. Plus la liste est longue, plus elle devient suspecte. Ce qui donne au final une liste descriptive bien obscure », nous explique Christian Rémésy, directeur de recherche à l'INRAE[60]. Pour le chercheur nutritionniste, cette manière de procéder « est choquante et a surtout des conséquences très graves sur le plan de la santé publique, si l'on en juge par l'épidémie mondiale d'obésité qui touche en premier les classes les plus défavorisées ».

La situation est devenue très préoccupante. Les industriels de l'agroalimentaire ont été invités par les parlementaires à réduire la quantité de sel, de sucre et d'additifs ajoutés dans les aliments transformés. Selon le Conseil national de l'alimentation « 11 % de la population française vit dans l'insécurité alimentaire et 20 % d'adultes mangent mal ». Si rien n'est fait, il y aura « au moins 30 millions de personnes obèses ou en surpoids en France d'ici 2030 », ajoute le rapport parlementaire contre la malbouffe. De leur côté, les nutritionnistes alertent en incitant à « réorienter notre alimentation » pour fuir les produits à l'interminable liste d'ingrédients, à limiter l'achat de plats préparés, d'ultra-transformés et à augmenter notre ration quotidienne de fruits et légumes. Le gouvernement français avait fixé pour 2022 un objectif de réduction de 20 % de la consommation d'aliments ultra-transformés, or, leur définition serait encore trop imprécise. Nova (créée au Brésil dans les années 2010), très utilisée en France, propose un système de classification des aliments selon leur degré de transformation. Un groupe de chercheurs s'est penché récemment sur cette question pour arriver à la conclusion que le système n'est pas fiable : « Il paraît aujourd'hui nécessaire de développer un système… robuste, utilisable par tous et sans

[60] https://www.le monde.fr, 2015/06/11.

ambiguïté pour mieux étudier les liens entre santé et la transformation des aliments[61] ».

L'apparition du code couleur Nutri-Score vient compléter le système d'étiquetage. Son objectif est d'orienter le choix des consommateurs dans le « but théorique d'améliorer leur équilibre nutritionnel et secondairement leur santé ». C'est ce que nous explique le docteur Jean-Michel Lecerf[62]. L'équilibre alimentaire reste difficile à définir. Il peut, selon lui, être caractérisé selon trois critères : la variété alimentaire à pratiquer chaque jour, la modération (les excès répétés sont déconseillés) et surtout, la qualité intrinsèque des aliments qui met en avant la naturalité et une « transformation respectueuse de ses propriétés, évitant donc l'ultra-transformation ».

Ce déchiffrage simplifié veut guider le choix des consommateurs sur la qualité nutritionnelle des produits en présentant un effort de « synthèse de données abstraites et complexes ». Il n'informe que sur le côté nutritionnel et ne prend pas en compte les additifs ou la présence de pesticides. Selon J.-M. Lecerf, il devrait être amélioré sur plusieurs points, notamment en intégrant « une composante issue du type et du degré de transformation pour éviter de favoriser les néo-produits d'assemblage ». Néanmoins, et selon les spécialistes, il demeure le plus compréhensible de tous les scores étudiés en comparaison, et affectant le plus de choix alimentaires, sans pour autant renseigner sur leur composition réelle.

Présent en France depuis maintenant cinq ans, le Nutri-Score est en voie d'amélioration fin 2022, pour une meilleure cohérence avec les recommandations alimentaires, en devenant plus strict pour les produits riches en sel et en sucre. L'étiquetage nutritionnel des aliments pourrait être imposé par la Commission européenne sans forcément choisir le logo français. Le projet de rendre obligatoire le Nutri-Score en Europe n'est pas du goût de certains grands groupes qui continuent de faire de la résistance,

---

61 https://www.reussir.fr/marches/aliments-transformes-des-scientifiques-reclament-une-nouvelle-definition – 09/06/2022.

62 Institut For positive food, décembre 2021. Les labels nutritionnels sont-ils garants d'une alimentation équilibrée sur le long terme ? Art. du docteur J.-M. Lecerf, Centre Prévention Santé Longévité, Institut Pasteur de Lille.

ainsi que des AOP françaises (Appellations d'origine protégée[63]) ; elles qui défendent le savoir-faire et le terroir se retrouvent trop souvent en bas du classement !
Aujourd'hui beaucoup d'aliments mis sur le marché ne mentionnent pas la totalité des ingrédients contenus, ni leur origine, alors vouloir arriver à une véritable transparence des produits fabriqués par l'industrie agroalimentaire n'est pas gagné. Au nom du *« secret de fabrication »*, les industriels ne sont pas prêts à dévoiler leurs recettes. De leur côté, les consommateurs ont déjà beaucoup de mal à comprendre la liste des ingrédients qui figurent sur les étiquettes, qu'en serait-il du décryptage de toutes les substances ajoutées dans les denrées transformées ?
Alors comment provoquer chez le consommateur une prise de conscience sur l'importance de ses choix alimentaires ? Peut-on éviter de se laisser tenter par les fast-foods ou de se laisser influencer par les excès de la publicité et du marketing ? Certes, l'industrialisation de l'alimentation nous offre une production de masse, standardisée, sécurisée (respect des normes sanitaires) et à bon marché, mais elle manque de transparence sur la composition et la qualité nutritionnelle de notre nourriture.

[63] https://demarches.administratives.fr/ Le Nutri-Score sera-t-il bientôt obligatoire ?

7 – PARTAGER UN BON REPAS, EST-CE ENCORE POSSIBLE ?

La France a longtemps su maintenir cette coutume bien vivante où toutes les générations savaient partager et apprécier les plaisirs de la table. Destiné à fêter les moments importants de la vie, le repas gastronomique met l'accent sur le fait de se retrouver, d'être bien ensemble. Le repas en commun resserre le cercle familial et renforce plus généralement les liens sociaux. Cette tradition a valu à la gastronomie française d'être reconnue mondialement par l'Unesco. Elle est inscrite, depuis 2010, sur la liste du patrimoine mondial immatériel. Hélas, à en croire plusieurs enquêtes sur nos modes de consommation alimentaire, cette tradition bien française serait sur le déclin !

Selon un sondage réalisé en 2017, un Français sur trois prend désormais son repas ailleurs que sur une table de salle à manger ou de cuisine. En fait, ce n'est pas seulement le repas en commun qui serait en voie de disparition mais c'est aussi le bien-manger qui perd de l'importance dans les nouvelles habitudes alimentaires. Plus grave encore, c'est peut-être la qualité même de ce que nous mangeons qui serait en cause. On est frappé par la position qu'occupe la France dans le palmarès de la qualité du régime alimentaire des habitants de 187 pays. Palmarès établi par la revue médicale *The Lancel Global Health*. La France y est classée dans le dernier tiers des pays aux pires habitudes « des habitudes alimentaires peu diététiques, catalyseur de pathologies comme l'obésité morbide et la graisse viscérale[64]… ». « Notre pays se retrouve ainsi dans le collimateur d'un problème de santé publique… et est invité à instaurer des normes de qualité et à devoir sensibiliser l'opinion publique pour l'adoption de pratiques alimentaires plus saines ». Peut-être ne faut-il pas trop s'attarder à ce classement mais le fait mérite d'être signalé. Comme l'écrit Louis Gillet, président du Festival des

---

[64] https://blog-redustim.com – The Lancel Global Health : L'obésité gagne du terrain en France.

gastronomades[65], c'est une situation peu enviable qui vient confirmer d'autres indicateurs. Et de citer les résultats d'une enquête de 2013, de l'Association Santé Environnement France. « Qui sait par exemple que la consommation des matières grasses a doublé en France depuis 1950, que celle des boissons sucrées a sextuplé ? Et que celle des produits riches en glucides simples (gâteaux, crèmes glacées) a été multipliée par 14 ? Qui peut croire que 87 % des enfants de 8 à 12 ans ne savent plus reconnaître une betterave, ou qu'un quart d'entre eux ignore que les frites sont faites avec des pommes de terre, ni que le yaourt est produit à base de lait. Rien d'étonnant si la malbouffe continue de progresser dans notre pays ! » Comment dans ces conditions défendre notre patrimoine gastronomique et espérer maintenir nos traditions culinaires et le plaisir du bien-manger ? Par contre, rien d'étonnant si la restauration rapide progresse autant chez les adolescents, alors que l'Anses pointe la qualité nutritionnelle « dégradée » de cette restauration [66] qui représenterait la deuxième source d'apports nutritionnels pour les ados, via les sandwiches, pizzas, burgers, et autres tartes.

Paradoxalement, une autre enquête, dont les résultats ont été publiés en 2014, plaçait la France en deuxième position du classement des pays où l'on s'alimente le mieux dans le monde. Menée par l'ONG Oxfam, cette enquête établit un classement sur des critères de qualité, de quantité, d'hygiène et de coût[67]. Si la France n'avait donc pas à rougir de la qualité de son alimentation, il faut cependant bien comprendre le sens de ce classement. Par exemple, apprécié selon le taux de sous-alimentation, le critère qualité montre que le monde « ne parvient pas à faire en sorte que l'ensemble de sa population puisse se nourrir sainement ». Quant à la qualité, le critère inclut la diversité de l'alimentation et l'accès à l'eau potable, ce qui permet à l'Islande d'atteindre la

---

[65] C'est le rendez-vous incontournable du bon goût et du bien-manger qui réunit chaque année les paysans, maraîchers, vignerons, bouchers et cuisiniers… autour d'une même passion, « la gastronomie ».

[66] *60 Millions de consommateurs*, n° 569, mai 2021, Restauration rapide : et si on limitait les dégâts ?

[67] https://www.bfmtv.com/environnement/ – La France, deuxième pays où l'on mange le mieux dans le monde.

perfection, alors que l'enquête indique que le pays « souffre toutefois de forts taux d'obésité et de diabète » ! Si cette enquête place les pays européens en tête de classement, il faut bien reconnaître que le « bien-manger » n'a malheureusement pas la même signification pour les populations du monde entier.
Selon l'Observatoire Ipsos « Alimentation & familles », le plaisir est la préoccupation majeure des repas pour 58 % des Français, « mais il reste associé à la notion de goût (62 %), à la convivialité (48 %) et au manger ensemble (41 %) ». En observant que le dîner est le repas le plus incontournable et que les familles s'adaptent à la fragmentation des régimes alimentaires pour continuer de manger ensemble, l'étude de l'Ipsos[68] en déduit que le « modèle alimentaire français résiste et se réinvente ».
Pour en revenir à la situation de notre pays, d'après l'étude menée par « Président[69] » sur les habitudes alimentaires, elle ne se serait pas franchement améliorée. Les peurs alimentaires n'ont jamais été aussi fortes : « La prévalence des troubles alimentaires aurait ainsi augmenté de 7,8 % entre 2013 et 2018 ».

Le « bien-manger » serait-il vraiment menacé ?

Notre situation serait donc très éloignée du prestige acquis à l'international par la cuisine française qui met véritablement à l'honneur notre gastronomie. Pour preuve, les très nombreux étudiants étrangers originaires d'Europe, d'Asie ou d'Amérique latine qui viennent chaque année étudier la cuisine « à la française », tout comme les chefs qui enseignent dans le monde notre art culinaire. Cet art a pour particularité une multitude de techniques dans le respect des aliments et de la diversité régionale des cultures alimentaires. Les bons vivants et les gastronomes savent apprécier cette diversité attachée au territoire en mettant en valeur les produits régionaux qui ont plus de goût que ceux issus de l'industrie agroalimentaire. C'est pourquoi, bien manger, c'est travailler principalement des produits frais,

68 https://www.snacking.fr/actualités/tendances – Mieux manger passerait par le plaisir et le partage.

69 Fondation Nestlé France avec Ipsos, Observatoire Alimentation & Familles : « Le modèle alimentaire français résiste et se réinvente », Communiqué de presse du 24/12/2020.

choisis en privilégiant les circuits courts pour retrouver le lien avec le producteur, et en consacrant le temps nécessaire à leur préparation.
Faire un bon repas, en ayant le plaisir d'être à table, c'est aussi apprécier le goût et la consistance des aliments. Or, savons-nous toujours prêter attention à ce que nous mangeons ? Notre assiette s'est adaptée au fil des ans à notre façon de vivre. « On demande des produits pratiques et faciles à préparer en un minimum de temps. On réduit les plats… et les temps de préparation. On se précipite sur les produits transformés au détriment des produits de base (fruits et légumes frais, pommes de terre, pain, viande, poissons[70]) ».
Malgré les recommandations des nutritionnistes, les rayons des grandes surfaces débordent d'aliments élaborés, transformés prêts à l'emploi, ce qui a pour conséquence une baisse régulière de la consommation des produits frais. Un jeune adulte en achèterait huit fois moins que ses grands-parents. Il faut dire aussi que les recommandations nutritionnelles en la matière se focalisent depuis quelques années surtout sur la santé aux dépens des autres aspects de l'alimentation comme le goût ou le plaisir. Il existe, selon les spécialistes, un réel problème d'éducation nutritionnelle en France.
La mise en place des classes du goût, qui constitue une des actions phares du Programme national pour l'alimentation, fait partie intégrante du plan Santé à l'école. Cette action veut développer chez l'enfant les perceptions sensorielles en lui proposant un support aux apprentissages fondamentaux. En même temps, elle cherche à éveiller sa curiosité alimentaire tout en lui apprenant à s'interroger sur tout ce qui l'entoure en lien avec l'alimentation. Pour Michèle Le Barzic, psychologue clinicienne, « il faut transmettre aux enfants la notion de plaisir et être attentifs aux goûts et dégoûts innés[71] ». Le chemin va être long et difficile. Chaque année, depuis trente ans, se déroule en octobre la semaine du goût sponsorisée par l'agroalimentaire. L'intervention des entreprises dans l'animation des séances « à visée pédagogique », organisées sur le temps scolaire ou

---

[70] www.santemagazine.fr, Retrouver le plaisir de bien manger.

[71] Le dossier de l'*Express* du 7 novembre 2018.

périscolaire, ferait aujourd'hui débat. C'est surtout le contenu des messages délivré dans les documents remis aux enseignants qui ne serait pas toujours conforme aux préconisations de Santé publique France ou aux recommandations de l'Agence nationale de sécurité sanitaire (Anses[72]).

L'individualisation croissante du « manger »

Ce comportement, dans le domaine de l'alimentation, tend à rompre l'équilibre entre l'individualisation croissante du manger, où chacun a ses propres exigences et la convivialité du repas pris en commun. Comme le titrait l'*Express* en introduction du dossier « À table les Français font de plus en plus la fine bouche au risque d'abîmer le rituel du repas en commun », avec comme perspectives de sérieuses… engueulades et le casse-tête en cuisine ! Voilà un phénomène qui pourrait bien constituer une menace de notre art de vivre, alors qu'un peu partout dans le monde se propage la gastronomie à la française.

L'évolution de notre société risque fort de renforcer ces nouvelles attitudes. Se restaurer hors de son domicile, manger près de son lieu de travail, de façon rapide, et souvent bon marché en y consacrant peu de temps, s'inscrit dans une tendance à la personnalisation de l'offre. Pour les repas pris à la maison, le recours aux produits « prêts à l'emploi » ne va pas de sitôt s'inverser, surtout que l'industrie agroalimentaire sait répondre aux attentes des consommateurs par une offre très diversifiée de produits préparés, sous vide ou surgelés.

La période de confinement a permis de reprendre goût à la cuisine maison et de redécouvrir le repas en famille. Pour beaucoup le déjeuner familial est devenu le moment où l'on se retrouve tous autour de la table dans une ambiance sereine, où l'on se raconte ce que l'on fait. « On prend plus le temps d'écouter, d'échanger… » Mais manger tous ensemble, ce n'est pas toujours de tout repos, surtout lorsque la famille est

---

[72] Dans son numéro de mars 2023, « La désinformation au menu », p. 52, Que Choisir rapporte que l'INRAE a exigé le retrait de son logo figurant en pied de page des fiches, laissant supposer que leur contenu a été validé par la communauté scientifique. L'INRAE affirme n'avoir validé que « 3 fiches sur les 16 proposées aux enseignants et exigé le retrait immédiat de son nom sur les documents ».

nombreuse. De bonnes habitudes que, sortis du confinement, certains avouent avoir du mal à conserver.
Entre d'un côté la recherche de proximité, pour retrouver le goût et la qualité, et de l'autre les contraintes imposées par l'accélération des rythmes de vie, il paraît difficile de dégager de nouvelles tendances. Depuis quelques années les circuits courts, et avec le confinement, le local, se renforcent, tout comme le retour à la nature, pour mieux s'assurer de la provenance et de la qualité des produits, pourquoi ne pas espérer retrouver les saveurs des produits frais, authentiques, sains et naturels, pour faire de notre alimentation ce qu'elle aurait toujours dû rester : une source de plaisir et de partage ?

8 – L'INSOUTENABLE GÂCHIS ALIMENTAIRE

Dans la plupart des pays, quel que soit d'ailleurs le niveau de revenu, le gaspillage alimentaire est devenu énorme, au point d'être considéré aujourd'hui comme un véritable fléau mondial. Ses incidences, tant sur le plan économique que social, sont importantes, avec de lourdes conséquences sur le plan climatique de par les émissions de gaz à effet de serre associées à des aliments qui finissent à la poubelle. Ce gaspillage constitue un prélèvement inutile sur les ressources naturelles, les terres cultivables et l'eau, qui pourrait être évité. Selon une dernière étude menée par les Nations unies[73], la majeure partie de ce gaspillage vient des ménages qui « jettent 11 % du total des aliments mis à leur disposition au stade de la consommation ».
En France, selon l'étude de l'Agence de l'environnement et de la maîtrise de l'énergie (ADEME), réalisée en 2016, le gaspillage alimentaire représenterait l'équivalent de 150 kg par habitant et par an de nourriture, pour une valeur commerciale totale estimée à 16 milliards d'euros[74]. Il s'agit de produits perdus, écartés ou jetés qui constituent, au stade de la production agricole en volume, le tiers du gaspillage généré tout au long de la chaîne alimentaire. Les autres masses étant imputées pour 21 % à la transformation, pour 14 % à la distribution et pour un autre tiers, à la consommation. Pour cette dernière phase, cela représente 25 à 30 kg par personne et par an de gaspillage au foyer (sur lesquels 7 kg de déchets non consommés et encore emballés), sans compter les pertes et gaspillages générés en restauration collective ou commerciale. Peut-on fermer les yeux sur un tel gâchis ?
Il est difficile de citer ces chiffres sans les rapprocher des 8 ou 9 millions de pauvres en France et surtout, parmi eux, des 5,5 millions qui ont recours à l'aide alimentaire (selon les derniers chiffres du Secours catholique) ; auxquels il faudrait ajouter les trop nombreuses familles touchées par la malnutrition,

---

[73] Rapport 2021 sur l'indice du gaspillage alimentaire publié par le Programme des Nations unies pour l'environnement.

[74] http://www.ademe.fr. État des lieux des masses de gaspillage alimentaire dans les différentes étapes de la chaîne alimentaire. Étude ADEME, 2016.

due au manque de nourriture ou à la malbouffe, et dont les enfants présentent, trop souvent, à la fois caries dentaires, obésité et anémie, soit les trois indicateurs de la pauvreté[75]. La thématique du gaspillage alimentaire reste donc étroitement liée à celle de la précarité pour devenir une problématique majeure de notre société. Depuis 2013, la France met en œuvre un Pacte national de lutte contre le gaspillage alimentaire, actualisé et renforcé depuis par plusieurs lois, avec pour objectif de réduire de 50 % le gaspillage d'ici 2025, pour les secteurs de la restauration et de la distribution, et d'ici 2030 pour les autres secteurs.
Pour savoir comment y remédier, il faut d'abord s'interroger sur l'origine et les causes de cette situation. Les normes de la distribution, souvent mises en cause, expliquent-elles à elles seules cet énorme gaspillage ? Quant aux producteurs, maraîchers ou arboriculteurs, peuvent-ils être tenus pour responsables des quantités laissées dans les champs ? « Du champ à l'assiette », il y a souvent beaucoup d'intermédiaires, et les producteurs, doivent satisfaire à des normes qui, censées répondre à la demande et au fil du temps, sont devenues plus strictes. Et pourquoi est-ce si difficile pour les consommateurs de changer leurs habitudes ?

Quand les « standards de beauté » l'emportent

D'après différentes études sur la qualité, le critère majoritaire de choix des aliments serait, pour les consommateurs, le goût suivi du prix. Le problème est qu'il n'est pas aisé de reconnaître un bon produit, car la qualité ne se voit pas forcément. Achetés en grande surface, les fruits et légumes récoltés depuis quelques jours, pour être transportés le plus souvent dans des camions réfrigérés, perdent certaines de leurs qualités (fraîcheur et organoleptiques, surtout s'agissant de fruits cueillis avant maturité). De plus, les variétés sont sélectionnées pour résister au transport et être conservées en gardant une présentation parfaite. Autrement dit, pour être mis en rayons les produits doivent respecter certaines conditions. Outre les normes générales qui s'imposent à tous les aliments, comme par exemple en matière

---

[75] En France, la malnutrition des enfants perdure. Enquête La Croix du 23/04/2019.

de sécurité sanitaire, des normes spécifiques s'appliquent aux fruits et légumes. Précisées dans les cahiers des charges, elles sont adaptées au mode de distribution qui est celui des filières longues des grandes enseignes, reposant sur toute une logistique de transport, de stockage et du froid. C'est là une différence majeure par rapport aux circuits courts ou de proximité, de goût, en attachant moins d'importance à leur calibre (petits ou gros) et pouvant présenter des irrégularités de forme.

Ainsi, la chaîne alimentaire est en elle-même source de gaspillage, d'abord en privilégiant les variétés plutôt fermes que goûteuses, capables de résister au transport et à la conservation. De plus, pour être commercialisés, les fruits et légumes doivent respecter des normes très précises qui font l'objet, au niveau européen, d'un règlement[76], définissant les exigences de qualité auxquelles doivent répondre les produits, après conditionnement et emballage. Si pour être mis en vente, le fruit ou le légume doit être « intact, sain, propre et exempt de parasite », il doit aussi satisfaire à d'autres conditions. Savons-nous, par exemple, que selon ce règlement, une pomme doit peser au minimum 90 g, un kiwi au moins 60 g, que le pédoncule de la poire doit être intact, et que les tomates ne doivent pas avoir de défauts de plus de 3 cm ?

Ces règles européennes n'interdisent pas aux distributeurs, soucieux de leur image et voulant limiter les invendus, d'imposer aux producteurs des normes encore plus strictes, de taille, de forme et de couleur, allant parfois bien au-delà des attentes des consommateurs. Les produits qui ne respectent pas scrupuleusement le cahier des charges ne sont pas toujours récoltés, parce que jugés invendables. Ces pertes s'ajoutent à celles causées par les aléas climatiques ou les maladies, ou à celles dues aux surproductions, ou encore à une fluctuation des marchés. Alors que les producteurs doivent respecter des plannings de livraison, ils sont aussi dans la nécessité de prévoir des marges de sécurité, et donc de produire en conséquence.

Pour s'assurer qu'ils répondent au cahier des charges, ces fruits et légumes sont ensuite calibrés en passant par des machines de tri pour être, en principe, classés en trois catégories. Aujourd'hui,

---

[76] Règlement délégué, applicable à tout État membre (mars 2019).

les grandes surfaces auraient tendance à n'accepter que les « extras[77] ». Ce qui veut dire que le tri se fait essentiellement sur des critères de « forme ou de beauté » qui sont sans aucun rapport avec la valeur nutritionnelle du produit. Mais les consommateurs se sont habitués à préférer des fruits et légumes parfaits, ce qui conduit à abandonner chaque année dans les champs, ou écarter de la vente, 10 % de la récolte pour ne pas être conforme aux standards de la grande distribution. Voilà comment notre système alimentaire engendre lui-même du gaspillage, sans pour autant exonérer les consommateurs de leur responsabilité et qui, dans une très large majorité, se considèrent aussi « écoresponsables ». Qui a intérêt à faire perdurer un système ? Le producteur, contraint de laisser sur place une partie de sa récolte jugée invendable ; la grande distribution de se trouver avec des invendus, en raison des dates limites de consommation imposées, alors qu'elles peuvent être dépassées sans risque, sauf que le produit risque tout simplement d'être moins bon. Alors qu'une grande majorité de Français se dit prête à consommer des produits aux « dates courtes » ou des fruits et légumes présentant quelques défauts de forme ou de couleur, pourquoi est-ce si difficile de réduire le gaspillage alimentaire ?

Une préférence pour les produits calibrés

Les campagnes de communication de la grande distribution pour vendre des fruits et légumes « hors normes », ou présentant quelques irrégularités de formes ou de couleur, n'ont pas changé les habitudes des Français. Une enquête du Figaro[78] publiée en octobre 2019 s'interroge : pourquoi la vente des fruits et légumes moches en supermarché a toujours été un échec ?

C'est en 2013 qu'Intermarché se lance dans une campagne de communication pour promouvoir les aliments imparfaits. Cette opération a été suivie par Auchan et Leclerc, en collaboration avec *Gueules cassées* de Nicolas Chabanne, fondateur de la marque *C'est qui le patron ?*. « Mais ces initiatives n'ont pas fait long feu », rapporte le Figaro, « plus aucune opération de ce type

---

[77] Explique Vincent Justin, cofondateur de « Nous Épiceries antigaspi ».

[78] Sous la signature de Jean-Baptiste de la Torre du 18/10/2019. https://www.lefigaro.fr/economie/le-scan-eco/decryptage.

n'était en cours, fin 2019, par les grandes enseignes ». Ce qui serait en cause, c'est l'obligation de calibrage imposée pour garantir un produit conforme aux règles de base européennes, auxquelles peuvent s'ajouter des normes encore plus discriminantes dictées par les grandes enseignes. Cette politique conduit à abandonner dans les champs quantités de fruits et légumes dont le seul débouché serait l'industrie à condition « que le coût du ramassage ne soit pas supérieur au prix de vente ». Si les distributeurs proposent peu ou pas de fruits et légumes « moches » alors que les consommateurs semblent se montrer plutôt favorables à l'idée, comment s'explique leur réticence à franchir le pas ?

Les spécialistes se réfèrent à une enquête menée auprès des consommateurs et qui s'interroge sur l'apport des valeurs culturelles et individuelles, pour identifier deux profils de consommateurs : « les terriens/enracinés » et les « pragmatiques/déracinés », opposés par leurs conceptions du bien-être individuel, en lien avec les fruits et légumes difformes[79]. Ceux que l'on peut qualifier de « terriens » ou « d'enracinés », fréquentent les magasins de la grande distribution, mais également d'autres circuits comme les AMAP, les magasins bio ou les marchés. Ils achètent sans difficulté des fruits et légumes moins standardisés. Ils considèrent qu'ils ont meilleur goût et ont une meilleure qualité nutritionnelle. Ces personnes entretiennent un rapport étroit avec la nature. Elles seraient globalement plus âgées et issues des zones périurbaines ou rurales. À l'inverse, les consommateurs que l'on peut qualifier de « pragmatiques » ou de « déracinés » font principalement leurs achats de fruits et légumes en hyper et supermarchés. Ils recherchent… « des fruits et légumes esthétiquement jolis, faciles à conserver et surtout à préparer. Pour eux, les produits moches sont moins savoureux que ceux physiquement parfaits. Ces consommateurs ont une relation plus distanciée avec la

[79] Cette enquête s'appuie sur une recherche réalisée sur l'apport des valeurs mises en évidence par Schwartz (1999, 2006) à la compréhension du bien-être alimentaire en lien avec l'esthétique des aliments. (https://documentation.gouv.fr). Quand manger des fruits et légumes difformes contribue au bien-être alimentaire : analyse d'un oxymore par des valeurs.

nature. Ils s'avèrent donc peu familiarisés aux singularités de la nature, et sont globalement plus jeunes… et issus des milieux urbains [80] ». Cette dernière catégorie serait aussi celle qui gaspillerait le plus si l'on en croit certaines études, et des régions gaspilleraient plus que d'autres : « environ 25 % des courses réalisées par les Franciliens finiraient en réalité à la poubelle[81] ». Serait en cause une mauvaise compréhension entre la date de durée minimale (DDM) et la date limite d'utilisation optimale (DLUO). Cette dernière ne fixe pas de limite de consommation, mais garantit seulement que jusqu'à cette date le produit conserve toutes ses qualités de goût, de texture et de couleur que s'est fixées l'enseigne. Au-delà, ces produits peuvent perdre en saveur mais restent bons et ne présentent pas de risque.
Certains distributeurs vont aujourd'hui plus loin en décidant de reculer, ou même de supprimer la date limite de consommation, sans « hypothéquer la santé du consommateur[82] ». Selon une étude menée à l'occasion de la journée nationale contre le gaspillage alimentaire, certaines enseignes multiplient les initiatives en ce sens « comme Super U, qui a décidé de reculer certaines dates », ou Auchan qui, depuis 2018, a repoussé la date de consommation « pour 233 références, sur une moyenne de 14 jours, après des tests rigoureux sur la durabilité des articles, sauf pour les produits pour lesquels cela représenterait un danger, comme la viande hachée ou le poisson ». Carrefour a procédé de même en reculant « les dates limites de plus de 500 produits, en les supprimant même sur l'huile, le vinaigre, le sucre et ses produits dérivés[83] ». Pour les responsables, il leur semblerait possible d'aller plus loin « en accompagnant ces initiatives d'une campagne de sensibilisation des consommateurs, mais surtout d'une évolution de la règlementation européenne ». Ne peut-on

---

[80] https://theconversation.com. Les fruits et légumes « moches » bien plus qu'une arme antigaspi.

[81] https://www.consoglobe.com/Gaspillage alimentaire : dans quelle région jette-t-on le plus de courses.

[82] https://www.capital.fr/conso/gaspillage alimentaire : Les dates limites de consommation seront-elles supprimées ?

[83] D'après le même article de Capital.fr, signé par Solina Prak, publié 23/08/2022.

pas aussi envisager des cahiers des charges plus souples pour limiter les invendus au niveau des producteurs et industriels ?

Le pacte national de lutte contre le gaspillage alimentaire

Depuis 2013 est intervenu tout un dispositif législatif et réglementaire pour établir et renforcer une démarche de lutte contre ce fléau qui se traduirait par 150 kg (source ADEME) de nourriture par personne et par an, gaspillée tout au long de la chaîne alimentaire depuis le producteur jusqu'au consommateur. Ce dispositif repose sur plusieurs principes qui peuvent se résumer ainsi :

- interdiction de détruire des aliments encore consommables, avec obligation pour les distributeurs de proposer des conventions de don à des associations d'aide alimentaire ;
- cette interdiction et cette obligation sont étendues depuis aux opérateurs de la restauration collective, des industries agroalimentaires, ainsi qu'à ceux du commerce de gros alimentaire (à partir d'un certain seuil d'activité) ;
- depuis janvier 2020, obligation pour les distributeurs de mettre en place un plan de gestion de la qualité des dons ;
- obligation pour la restauration commerciale, depuis juillet 2020, de proposer le « gourmet bag ».

Ces mesures antigaspi ont conduit à la mise en place de toute une stratégie de déstockage alimentaire pour proposer à prix cassé des produits de marques nationales, dont la date de péremption est proche ou dépassée, ou des produits délaissés par les grandes surfaces traditionnelles. De nouvelles chaînes de magasins comme *Frais Malin*, *Noz*, *Max Plus* se créent à la périphérie des grandes villes et proposent des produits de marques qui proviennent des fabricants qui n'ont pas réussi à écouler leurs stocks. Ces déstockeurs « font du bien à toute la société. En allant au bout de la chaîne, ils mettent en valeur des produits en fin de vie[84] ». C'est ainsi que la marque *Nous Antigaspi* veut sauver du gaspillage, en amont de la chaîne, des produits qui sont mis de côté avant même d'être emballés. Sous la marque *Les Gueules cassées*, on trouve ces produits hors normes, surtout dans la

---

84 Déstockage alimentaire, Le bon filon des invendus. *60 Millions de consommateurs*, hors-série n° 137 S, mai/juin 2022.

plupart des grandes enseignes qui proposent, à des prix attractifs, des fruits et légumes, de la viande et des produits d'épicerie.
Des applications antigaspi vont même plus loin, en permettant d'acheter à moindre prix des aliments défraîchis mais tout à fait consommables, et, de participer ainsi au sauvetage d'invendus destinés à la poubelle [85]. Dans certaines grandes villes, l'application *Too Good To Go* permet, par exemple, d'acheter des paniers à un tiers de leur valeur. *HopHopFood* offre la possibilité aux commerçants de donner des invendus à des personnes de leur entourage dans le besoin, et qui sont munies d'un code d'accès à l'appli, délivré par les assistants sociaux.
Le Pacte national de lutte contre le gaspillage alimentaire donne lieu à de très nombreuses initiatives locales. Elles mobilisent un peu partout sur le territoire des acteurs conduisant des actions concrètes pour, par exemple, rendre accessibles des produits frais locaux à des personnes en situation de précarité, ou comme *Les jardins de Solène*, dans le Vaucluse, qui est une entreprise solidaire de transformation de surplus de production, ou qui récupèrent des fruits et légumes de saison « déclassés » ne trouvant pas de débouchés, ou encore, comme le réseau de *Glanage nantais* qui récupère les surplus de production chez des exploitants, pour être ensuite distribués au Secours populaire ou à la Banque alimentaire. Les initiatives se multiplient pour apporter des solutions pratiques, allant pour certaines jusqu'à organiser une forme de solidarité entre producteurs agricoles, industriels et grande distribution. C'est ainsi que *SOLAAL* (Solidarité producteurs agricoles et filières alimentaires) propose une solution pour simplifier les dons agricoles en permettant, depuis sa création jusqu'en 2022, de contribuer au don d'environ 24 millions de repas[86].
Les journées nationales du don agricole, placées sous le patronage du ministère de l'Agriculture, se déroulent chaque année en septembre. Elles se proposent d'informer, de fédérer et

---

[85] Manger pour presque rien. *60 Millions de consommateurs*, hors-série n° 137 S, mai/juin 2022.

[86] https://agriculture.gouv.fr/ SOLAAL – L'association qui facilite le don agricole.

de valoriser les initiatives présentes sur tout le territoire, tout en les rendant plus visibles.

II
AGRICULTURE ET ALIMENTATION

9 – L'AGRICULTURE : PREMIER MAILLON DE LA CHAÎNE ALIMENTAIRE

Agriculture et alimentation, les deux faces d'une même problématique ; nourrir le monde et se nourrir en prenant soin de notre santé et de notre environnement. Loin le temps où chaque famille pouvait subvenir à ses besoins en cultivant son propre potager ou, à défaut, s'approvisionner à proximité. Les consommateurs ne se posaient pas de question sur l'origine ou la composition de leur assiette. Ils pouvaient se rendre sur le marché ou à l'épicerie du village, auprès du paysan – ou du maraîcher – du coin pour acheter des légumes frais ou des fruits de saison, aller chercher la volaille à la ferme. En se déplaçant sur leurs terres ou près de leurs animaux, ils découvraient leur façon de travailler. Les repas se prenaient d'ordinaire à la maison après avoir été soigneusement préparés et cuisinés sur place. C'est l'époque où les recettes transmises de génération en génération étaient appréciées à la grande joie de toute la famille qui avait plaisir à se retrouver à table pour partager les repas !
Oubliée également la période d'après-guerre où il fallait reconstruire l'agriculture en lui impulsant une nouvelle dynamique, porteuse d'espoir, qui devait assurer au pays son autonomie alimentaire. Sa mission a été de produire davantage et toujours au meilleur coût, afin que chacun puisse manger à sa faim. Mission largement accomplie.
Pour cela l'agriculture a dû se transformer à un rythme soutenu. Un changement sans précédent est alors intervenu pour faire entrer l'activité agricole dans la modernité.

Un secteur qui s'adapte à l'évolution de la société
Les changements du mode et du rythme de vie qui ont accompagné l'urbanisation massive du pays ont profondément modifié les habitudes de consommation. Pour répondre à la demande, et surtout aux exigences de la grande distribution ou de l'industrie agroalimentaire, les agriculteurs ont dû peu à peu changer de méthodes pour produire en masse, selon des normes de plus en plus précises. La fourniture de matières premières standardisées et uniformisées a eu pour conséquence une diminution des variétés et des races, mais elle est aussi source

importante de gaspillage en écartant les produits qui ne répondent pas aux normes sous prétexte qu'ils présentent des différences de formes ou des taches. Si les fruits et légumes sont aujourd'hui insipides, les producteurs agricoles sont-ils pour autant responsables de leur perte de saveur ? Certainement pas. De même, si la viande fond à la cuisson « pour évacuer la mauvaise graisse et l'eau », ce n'est certainement pas de la faute des élevages à l'herbe !

Ainsi, les consommateurs ont emprunté depuis longtemps le chemin des grandes surfaces, là où ils effectuent les deux tiers de leurs achats de produits alimentaires. Ils y trouvent de quoi se nourrir à bas prix et du « prêt-à-manger ». Acheter des produits bruts et frais, dont on connaît la provenance, prendre du temps à les préparer et du plaisir à les cuisiner pour partager des repas simples, sains et bons, serait-il devenu un luxe pour beaucoup d'entre nous ?

Alors que nous en sommes à dénoncer les méfaits de la malbouffe, la gastronomie française n'a jamais été aussi présente dans le monde. Elle a acquis à l'international une image de prestige, grâce à quelques grands chefs qui savent marier les saveurs pour faire de l'art de la cuisine le plaisir de la table. Quel contraste !

Aujourd'hui, le système qui va de la production des matières premières agricoles au stade ultime de la consommation, est devenu opaque. Il nous tient dans la plus grande ignorance sur l'élément le plus important de l'existence, puisqu'il s'agit de notre nourriture. Longtemps fondée sur la diversité des produits agricoles issus de nos terroirs, et valorisés selon les traditions culinaires des régions, l'alimentation s'est industrialisée pour une offre qui se veut à la portée de tous. Cette stratégie s'est trop souvent faite au détriment de la qualité et a éloigné notre nourriture de son origine première.

Toute une littérature surfe sur la peur des Français en faisant circuler les messages les plus alarmistes sur le contenu de leur assiette. Notre époque serait-elle devenue une machine à créer « du mal-être » ? Un voyage au cœur de la filière agroalimentaire voudrait révéler aux consommateurs comment le système fabrique de la malnutrition et de la pollution. D'autres nous montrent comment des lobbies, en cultivant les doutes, les

instrumentalisent pour leur plus grand profit ! Pourtant, notre alimentation serait l'une des plus sécurisées au monde.
On a trop tendance à fonctionner sur des clichés, qui ont de moins en moins de rapport avec la vraie vie. En voulant simplifier et faire de l'audience, les stéréotypes véhiculés parfois par les grands médias caricaturent trop souvent les problèmes. Il ne faut pas s'étonner si la société s'éloigne de son agriculture. Parler de l'activité en général n'a plus aujourd'hui aucun sens, tellement elle est diversifiée dans ses types d'exploitation et ses modes de production. Autre illustration de la difficulté que notre pays a avec la réalité. N'a-t-il pas fallu les manifestations « des gilets jaunes » pour prendre conscience qu'il existe dans le pays une France qui souffre ; celle en particulier des classes laborieuses qui n'arrivent plus à vivre dignement du fruit de leur travail, celle de la « France d'en bas » de plus en plus abandonnée par les services publics.

Cultiver la terre pour nous nourrir !

Se soucier de l'évolution de notre alimentation, c'est aussi s'interroger sur l'avenir de notre société, sur la place et le rôle de l'agriculture, mais plus encore sur l'avenir de notre nourriture. Qu'allons-nous laisser à nos enfants, nos petits-enfants ? Pour subvenir aux besoins de tous ceux qui ne peuvent accéder à une alimentation de qualité, leur offrir des produits d'importation qui échappent aux normes sociales, environnementales et sanitaires, alors qu'elles sont exigées de nos producteurs agricoles ? Des aliments ultra-transformés, de la « viande » d'origine végétale ou issue de la culture in vitro, en acceptant l'irruption de la chimie dans la nourriture ? Voulons-nous vraiment les priver du plaisir de la table ? En même temps leur promettre des campagnes désertées, une fois que notre élevage aura disparu ? Que va devenir la ruralité alors que son sort, pour de nombreuses régions, reste encore étroitement lié à celui de l'agriculture ? Une transformation conduite sous la pression pour aller toujours de l'avant, être plus performant, a fait entrer l'agriculture dans la modernité. Elle est surtout la conséquence des évolutions « technologiques » et des mutations économiques qui résultent de processus qui échappent aux agriculteurs et qui se dénomment « politique européenne », « mondialisation[87] » !

Le film *Au nom de la terre*, diffusé en septembre 2019, porte un regard très humain sur l'évolution du monde agricole de ces quarante dernières années. Il révèle une dure réalité, faite de labeur et de sacrifices, qui est celle de ceux dont le métier est de cultiver la terre pour nous nourrir. Pris dans l'engrenage de l'endettement pour devoir toujours s'agrandir, ils risquent de tout perdre, de mettre en danger leur famille, avant parfois de sombrer. Ce film suggère un débat de société qui, peut-être, fera évoluer les mentalités[88].

Il devient urgent de prendre le temps de la réflexion et, en tant que citoyens et consommateurs, d'en tirer toutes les conséquences, en sachant faire la part des choses, pour éviter les amalgames et parvenir à une meilleure compréhension des situations.

---

[87] Pour connaître les évolutions de l'agriculture sur une longue période, on pourra utilement se reporter au document intitulé : « Repères socioéconomiques sur l'agriculture française », publié sur le site Chambres d'Agriculture France.

[88] *Ouest-France* du 04/03/2020. Article de Jean Hutin : « Il ne se reconnaît pas dans *Au nom de la terre* ». Rencontre avec le grand-père du réalisateur. Ce dernier précise : « c'est un film de fiction, inspiré de faits réels, de mon histoire, mais ce n'est pas l'histoire de mon grand-père ».

10 – UNE SOCIÉTÉ « MÉTAMORPHOSÉE »

Comme dans la plupart des pays industrialisés, les habitudes alimentaires des Français ont beaucoup changé. On ne consomme plus les mêmes produits et on ne se nourrit plus de la même manière qu'autrefois. Depuis les années soixante, l'amélioration des conditions socio-économiques, comme les progrès technologiques, a profondément transformé les modes de vie. Cette évolution générale a peu à peu rompu le lien avec l'origine de notre nourriture.

La vie moderne a réduit le temps consacré à la préparation des repas que beaucoup de nos compatriotes ont aujourd'hui « déléguée » à l'industrie agroalimentaire et à la grande distribution. Ainsi, le comportement des consommateurs a considérablement évolué en transformant notre relation à l'alimentation. Comme l'explique Jérôme Fourquet[89], analysant la suprématie du fast-food, au travers du succès de McDonald's auprès des jeunes générations, notamment dans ses conséquences sur notre alimentation, son imprégnation est telle « qu'on n'a même plus conscience du modèle américain qu'il y a derrière ».

À vrai dire, dans un monde très urbanisé et jusqu'à une date récente, les consommateurs semblaient accorder assez peu d'importance à leur alimentation. D'ailleurs nos logements ne se sont-ils pas adaptés à la vie moderne. Ouvert sur l'espace de vie, le coin réservé à la cuisine s'est réduit. On réchauffe plus souvent qu'on ne prépare et cuit les aliments. Pour de nombreux consommateurs, le côté pratique compte de plus en plus, et le prix continue de jouer un rôle important dans nos habitudes alimentaires. « À chaque époque, sa façon de se nourrir[90] ».

---

[89] *Ouest-France* du 22/05/22 : McDonald's, l'enseigne que les jeunes dévorent. Entretien avec Jérôme Fourquet, directeur du département Opinion et stratégies de l'IFOP publie une étude sur les rapports des jeunes avec le leader du fast-food. Propos recueillis par Camille DA SILVA.

[90] Dans un entretien (*Ouest-France* du 15-16/10/22), Xavier Terlet, conseiller du Sial (Salon international de l'alimentation) pour l'innovation, résume les grandes tendances. À partir des années soixante, période de l'accessibilité avec des produits que le consommateur n'avait pas l'habitude de trouver « parce qu'il les faisait lui-même » ; période suivie de celle de la praticité « l'ère du tout et du tout de suite » avec l'arrivée des produits surgelés et du micro-ondes ;

La nourriture : une marchandise comme une autre !

Emballée, sous vide, parfois surgelée, en plats préparés ou pré-cuisinée, transformée ou ultra-transformée, la nourriture renferme généralement une kyrielle d'ingrédients rarement intelligibles pour le commun des mortels. Ainsi, comme la plupart des Européens, les Français consomment de plus en plus de produits industriels dont beaucoup comportent des doses d'additifs qui ne seraient pas, selon l'Autorité européenne de sécurité des aliments, sans risque pour la santé. Sans parler des défauts d'étiquetage, comment s'y retrouver dans des indications sur la valeur nutritive des aliments, portées le plus souvent en petits caractères au dos des emballages ? Pouvons-nous avoir confiance dans les produits labellisés alors qu'ils sont de plus en plus standardisés, formatés par les industriels de l'agroalimentaire qui s'en sont emparés ?

Depuis quelque temps, les scandales sanitaires ont jeté le trouble dans l'esprit des consommateurs. Ils ont fortement ébranlé leur confiance envers l'agriculture et le système agroalimentaire. Ainsi, la polémique s'est emparée de nos assiettes en mettant en cause la qualité des aliments.

Même le bio qui est devenu très en vogue n'est pas épargné. Le voilà mis à toutes les sauces, surtout depuis que les géants de l'agroalimentaire ont envahi ce secteur. Les consommateurs ont parfois le sentiment qu'on s'éloigne de plus en plus des promesses d'une agriculture fondée sur la nature, d'une production totalement transparente, respectueuse de l'environnement, des animaux et des paysans. Que penser, également, de tous ces aliments, ces fruits et légumes, qui nous arrivent de l'autre bout du monde, sans que nous sachions comment ils ont été produits, transformés, transportés et conservés[91] ?

---

dans les années 1990, le consommateur a pris conscience que « manger pouvait faire du mal » et a eu le souci de la sécurité alimentaire et aujourd'hui, c'est la période éthique et écologique. Manger, c'est se faire plaisir, il « faut que ce soit sécurisant pour sa santé, pratique et bon pour la planète ».

[91] Selon l'Insee, les importations françaises de fruits et légumes en provenance de pays hors Union européenne ont augmenté de près de 50 % ces dernières années. Notre pays doit également faire face à des concurrents européens qui

La « malbouffe, cette nourriture de piètre qualité », serait, selon une récente étude internationale (publiée début 2019 par la revue scientifique *The Lancet*), le premier facteur de mortalité dans le monde. Des chercheurs français ont publié dans la revue de l'Association médicale américaine les résultats d'une grande étude, sur les plats préparés et autres aliments ultra-transformés, étude qui nourrit également les suspicions contre la malbouffe et les additifs industriels[92].
La France a décliné toute une série de recommandations sans pour autant interdire la publicité pour les aliments de mauvaise qualité. Alors qu'en même temps est observée une perte de qualité nutritionnelle globale des produits, voilà que la biotechnologie nous promet des aliments synthétiques. Cette version du progrès scientifique, est-ce bien ce que les consommateurs attendent ?
Alors que l'agriculture a longtemps prospéré au rythme des saisons et des caprices du temps, la révolution verte a modifié en profondeur l'activité agricole. Fini le temps où les consommateurs privilégiaient les produits bruts et frais, en s'approvisionnant au plus près des producteurs. Depuis longtemps, les grandes surfaces ont su les apprivoiser, et, sous la pression constante de la grande distribution, les agriculteurs ont été invités à produire en quantité au meilleur coût. Mais au final, leur activité n'est-elle pas davantage déterminée par l'industrie agroalimentaire que par la tradition ? Or, c'est en garnissant leur assiette que nos concitoyens s'intéressent à l'agriculture, comme s'ils continuaient de se nourrir essentiellement de produits bruts provenant directement des cultures ou des élevages. Les aliments qui constituent leur menu sont le plus souvent issus de nos jours des processus industriels. Ceux justement qui leur font perdre une partie de leur flaveur. Même les épices et aromates qui depuis toujours ont agrémenté nos plats sont aujourd'hui pour la plupart remplacés par des arômes chimiques qui leur donnent leur saveur.

---

ont des normes plus souples, à l'exemple de la Pologne devenue le deuxième producteur de pommes au monde qui produit à 40 % du prix des nôtres.

[92] https://www.rnpc.fr – La malbouffe un vrai problème de santé publique. En France, on impute à la malbouffe 8 millions d'obèses, 6 millions d'insuffisants cardiaques, 10 millions d'hypertendus et plus de 4,5 millions de diabétiques. Elle serait la cause d'un quart de cancers.

Une transformation à « marche forcée »

L'agriculture française s'est transformée et continue de changer. Elle évolue au rythme de la société. Bien qu'avec un certain retard, elle ait pleinement bénéficié des progrès de la science lui permettant d'entrer dans la modernité.

La transformation de l'agriculture a été largement portée par les résultats de la recherche. Elle a offert aux producteurs agricoles de nouvelles perspectives, dans les domaines de la génétique, de la chimie et de la mécanisation, avec notamment l'arrivée de nouvelles variétés, également pour la protection des plantes comme des soins des animaux. Progrès soutenus par l'agrochimie qui a su mettre à la portée des producteurs des applications efficaces. L'industrie de l'alimentation animale a joué également un très grand rôle. L'importation en masse des protéines de soja a largement favorisé la production intensive, supplantant ainsi peu à peu l'élevage à l'herbe. Progrès réalisés grâce aussi au machinisme agricole avec des équipements performants, aussi plus confortables et sans cesse renouvelés ; renouvellement largement facilité par un dispositif fiscal assez favorable même si, de l'avis des spécialistes, le coût des équipements n'est pas toujours en adéquation avec la réalité économique des exploitations.

En somme, il s'agit d'un mouvement mené à marche forcée pour aller toujours de l'avant, sous l'impulsion des pouvoirs publics comme de la société elle-même. En insérant les exploitations agricoles dans la chaîne agroalimentaire, cette stratégie a surtout eu pour avantage d'offrir aux consommateurs une nourriture à bon marché, parfois au détriment des producteurs, eux qui n'ont pas toujours pu valoriser leurs propres gains de productivité.

Le monde agricole a donc connu une mutation importante avec de profondes répercussions pour elle-même, mais aussi pour la société dans son ensemble, et surtout pour la ruralité. L'impulsion donnée par les pouvoirs publics pour faire entrer l'activité agricole dans une économie moderne a été déterminante. Après avoir été fortement soutenue et encouragée pour assurer l'autosuffisance alimentaire du pays, l'agriculture a participé à son expansion économique, par la création d'emplois en amont et en aval de la production[93], tout en apportant sa contribution à l'équilibre de la balance commerciale. Depuis 1976, l'agriculture est même devenue pour le pays un secteur clé des échanges de produits agricoles et agroalimentaires en se classant en troisième position des secteurs excédentaires, juste après l'aéronautique et le spatial et le secteur des produits chimiques. Toutefois, sa position s'est depuis peu à peu fragilisée. Au niveau communautaire la France se place, depuis 2010, en troisième position après les Pays-Bas et l'Allemagne, en tant qu'exportateur de biens agricoles et alimentaires. Et après avoir été sur ces secteurs le second exportateur mondial, depuis 2015 notre pays se retrouve au sixième rang.

Si l'agriculture évolue au gré des changements de la société, elle est aussi pour une large part la conséquence de la politique agricole commune. À son origine, celle-ci avait pour ambition de protéger les producteurs et les consommateurs, par des prix permettant de concilier un revenu équitable pour les premiers et une préservation du pouvoir d'achat pour les seconds. Faute de régulation, la libéralisation des marchés, voulue par Bruxelles, a sans doute permis à la grande distribution de pratiquer des prix toujours plus bas, mais elle a surtout conduit à laminer peu à peu le revenu agricole[94]. Dans le même temps, la société française, très majoritairement urbaine, s'est sociologiquement et structurellement modifiée, ce qui a eu pour conséquence non seulement de créer une forme de distanciation des consommateurs à l'égard des conditions de production, mais également de modifier profondément les habitudes de consommation.

Une situation paradoxale

Si le processus d'élaboration des denrées alimentaires fonctionne toujours en partant de la ferme pour aller vers le consommateur, les opérations de transformation, de conditionnement et de

---

[93] Selon les Chambres d'agriculture, un emploi sur une exploitation engendrerait 4 à 5 emplois dans les secteurs d'amont et d'aval de la production agricole.

[94] Selon un rapport de l'Insee, près de 20 % des agriculteurs ont déclaré un revenu nul, voire un déficit de leur exploitation en 2017.

conservation des aliments n'ont-elles pas aujourd'hui autant, sinon plus, d'importance que la production agricole des denrées de base ?
Alors que l'alimentation est de plus en plus transformée, est-on conscient de l'influence que peut avoir l'adjonction d'ingrédients moins coûteux sur le goût et l'équilibre nutritionnel des produits alimentaires ? Dans leur grande majorité, les agriculteurs ne sont-ils pas devenus de simples fournisseurs de matières premières dans un système qui impose prix, volumes et spécifications techniques ? Cette évolution aura de très lourdes conséquences pour l'agriculture : concentration des exploitations, agrandissement des ateliers, diminution drastique du nombre d'actifs en agriculture[95], une forte spécialisation, pression constante sur les prix et au final… un secteur de notre économie qui dégage peu ou pas de revenus ! L'agriculture est le secteur de notre économie qui aura connu la mutation la plus profonde depuis plus d'un demi-siècle. « Des productions abondantes fondées sur une mobilisation importante de capitaux, garantissant la production de masse des industries de l'agroalimentaire ».
Dans une analyse publiée en 2012 par la Documentation française, intitulée *Le Monde agricole en tendances*[96], un groupe d'experts esquissait ce que pourrait être l'agriculture à l'horizon 2025, c'est-à-dire demain. Il en donnait une image complexe et hétérogène qui réduisait à près de 300 000 le nombre d'exploitations avec une divergence accentuée entre grandes et petites, et une forte croissance de la taille des grandes exploitations. Il présentait également une image d'une profession tiraillée entre deux logiques : celle de la spécialisation voulant répondre à la logique sectorielle des filières agroalimentaires, et celle de la proximité s'inscrivant dans une logique territoriale.

---

[95] Selon les données de la Mutualité sociale agricole, le nombre d'exploitations est passé de 672 000 en 1993 à 437 000 en 2017 (en comptant les exploitations professionnelles et non professionnelles).
[96] La Documentation française, Gambino M., Laisney C., Vert J. (coord.), *Le Monde agricole en tendances. Un portrait social prospectif des agriculteurs*. Centre d'études et de prospective, SSP, Ministère de l'Agriculture, de l'Alimentation, de la Pêche et de l'Aménagement du Territoire, 2012.

L'un des mérites de cette étude est de mettre en évidence des mutations structurelles progressives inscrites dans les transformations plus globales de la société. Depuis 2012, des inflexions sont apportées à certaines tendances de fond mais sans changer le sens de l'évolution qui va à la réduction des effectifs et à l'agrandissement des exploitations agricoles. Si la diminution du nombre d'exploitations se poursuit à un rythme annuel de 2,5 %, c'est ¼ d'agriculteurs en moins dans les dix prochaines années. L'inflexion la plus significative de nature environnementale soumet l'agriculture à des normes de plus en plus contraignantes. Elle est aussi la conséquence d'une plus grande sensibilité de la société aux questions de santé, d'environnement ainsi qu'à la condition animale. Elle se traduit en particulier par une révision progressive des systèmes et modes de production agricole ouvrant la voie à la création de petites unités et le développement de la pluriactivité. À l'inverse, la pression sur la compétitivité de l'agriculture et le mouvement de financiarisation et de restructuration du secteur, très présents pourraient conduire au développement d'une forme nouvelle de l'agriculture dans une logique agro-industrielle[97].
Est-on conscient qu'en laminant le revenu des producteurs, la stratégie des prix bas à la consommation a eu de redoutables répercussions, en particulier celles qui ont entraîné l'appauvrissement de la nourriture, conduit à la paupérisation des petits producteurs, comme des petits commerces, et à leur disparition, accélérant la dévitalisation des zones rurales. Évolution, aujourd'hui largement accentuée par le phénomène de la mondialisation, comme le fait craindre le déficit inquiétant de nos échanges où la France est devenue importatrice nette de nombreux produits agricoles et agroalimentaires ! Ces déficits se concentrent principalement sur six types de produits agricoles et alimentaires, notamment les viandes, les fruits (outre les produits tropicaux), les produits de la mer, conserverie et épicerie sèche.

[97] Cf. le livre *Une Agriculture sans agriculteurs, La Révolution indicible* de François Purseigle et de Bertrand Hervieu, explique comment s'installe dans notre pays une agriculture de firme qui voit disparaître le modèle agricole à la française : celui d'une agriculture de couple, avec des chefs d'exploitation où « coïncident l'exercice d'un métier et la détention d'un capital familial ». Éd. Sciences Po Les Presses, septembre 2022.

La chaîne agroalimentaire est devenue très complexe. Elle est, et restera, le point de passage obligé d'une production agricole de masse. Comme nous l'avons vu précédemment, pour bien comprendre l'évolution et le positionnement de l'agriculture au sein de la filière, il faut prendre en compte l'influence des changements des habitudes de consommation sur l'alimentation elle-même. Ainsi, de nos jours, la production agricole doit tout à la fois répondre aux exigences de l'aval tout en s'efforçant de satisfaire aux attentes des consommateurs.

11 – L'AGRICULTURE : UNE ÉCONOMIE TRÈS DÉPENDANTE

Insérée dans l'économie pour constituer un secteur à part entière, l'agriculture ne fonctionne pas indépendamment du reste de la société. Elle est en forte interaction avec le secteur de l'agroalimentaire, celui de l'agrochimie et de l'agro-industrie pour devenir très dépendante des facteurs de production.

L'influence de l'industrie d'amont, dans la fourniture des intrants (semences, phytosanitaires et équipements), dans l'évolution des pratiques agricoles est assez peu prise en considération, pas plus que ne l'est l'importance de l'aval (transformation et distribution) dans l'évolution des systèmes de production. Les contempteurs de l'agriculture raisonnent encore comme si le processus d'élaboration des denrées alimentaires fonctionnait uniquement dans un sens, en partant de la production agricole pour aller vers le consommateur, en méconnaissant le rôle joué notamment par l'aval. Or, depuis déjà plusieurs décennies, la demande est de plus en plus fortement orientée par les industries agroalimentaires assurant la transformation des produits et, sans doute d'une façon encore bien plus importante, par la grande distribution. « Les agriculteurs fournissent en effet les matières premières à la première industrie de France, l'industrie agroalimentaire, 70 % des productions végétales et animales issues de l'agriculture ou de la pêche française étant transformés en denrées[98] ».

Depuis les débuts de la modernisation, l'agriculture a très largement recours aux intrants (engrais, produits de traitement…), ses approvisionnements dépendent pour beaucoup de l'extérieur. C'est ainsi que nos importations d'engrais ont augmenté de 75 % de 2001 à 2019. L'agriculture s'est trouvée peu à peu dans une situation de dépendance dans ses rapports avec les industries d'amont, d'autant plus pénalisante que les prix des produits nécessaires à la production ont eu tendance à augmenter plus vite que les prix des denrées agricoles. L'exemple des équipements est assez parlant.

---

[98] L'agriculture : Enjeu de reconquête « Les agriculteurs » Haut-Commissariat au Plan, juillet 2021.

Les agriculteurs ont tendance à renouveler régulièrement leur matériel pour disposer de machines encore plus puissantes et d'outils plus perfectionnés, précis et plus faciles d'utilisation, mais toujours plus onéreux. Peuvent-ils faire autrement que d'adopter les nouveautés du machinisme agricole, alors qu'ils sont poussés à l'agrandissement, et qu'il leur faut aussi chercher à alléger la charge et la pénibilité du travail ! En même temps, la dépendance du secteur aux dernières technologies commence à inquiéter les utilisateurs comme les concessionnaires, tant pour l'entretien que pour le dépannage de matériels de plus en plus sophistiqués.

L'image des « semences au supermarché »

N'est-elle pas devenue réalité ? Déjà, en 1985, les auteurs de la *Guerre des semences* [99] expliquaient comment les firmes alimentaires, via les biotechnologies, tendaient à contrôler l'ensemble des sources de vie, en investissant les différents secteurs de la chimie, de l'énergie et de la pharmacie. L'image des « semences au supermarché » devenait une réalité. Plusieurs firmes géantes ont su s'imposer dans les produits finis en détenant « des marchés dans le domaine des semences comme dans celui des biotechnologies pour la production de protéines concurrentes de celles d'origine animale ou végétale classique ». En conduisant un peu partout dans les pays développés, comme en France, aux États-Unis, aux Pays-Bas, au Canada, en Israël ou au Japon, des recherches fondamentales sur les matières premières agricoles, tant du point de vue biologique que physico-chimique, elles ont réussi à établir une complémentarité entre les différents secteurs, par exemple entre les semences, les phytosanitaires et l'alimentation humaine ou animale, allant pour certaines jusqu'à la production d'antibiotiques.

L'une des innovations majeures est née de la combinaison des semences avec le phytosanitaire, offrant aux agriculteurs un véritable package en adaptant des produits de traitement et de protection de la plante à une semence protégée. C'est la stratégie menée depuis plusieurs décennies par plusieurs grands groupes

---

[99] Jacques Grall, Bertrand Roger Lévy, *Quelles moissons, quelles sociétés*, Éd. Fayard.

de l'agrochimie. Rien de surprenant si la fusion de géants de l'agrochimie, l'américain Monsanto et de l'allemand Bayer qui ont des activités dans deux domaines stratégiques, les semences et les pesticides, a suscité autant d'inquiétudes du côté des agriculteurs. On a pu craindre que cette stratégie conduise à un marché mondial des semences partagé entre trois ou quatre grands groupes, mais aussi à des semences protégées, adaptées aux phytosanitaires des mêmes sociétés chimiques !
Avec plus de 70 entreprises de création végétale implantées sur notre territoire, la situation de la France est à cet égard un peu particulière. Notre pays est le premier producteur de semences en Europe, et premier exportateur mondial [100]. Les entreprises françaises seraient moins liées à l'agrochimie que leurs concurrentes, à l'exemple de Vilmorin, numéro un mondial pour les semences potagères et contrôlé par Limagrain qui est une coopérative agricole. Cependant, le paysage devient plus concurrentiel en Europe où certains pays évoluent sous l'influence *« du modèle américain d'oligopole »*. Les géants de l'agrochimie ont les moyens de s'adapter aux restrictions sur l'usage des phytosanitaires, par une offre élargie aux produits de biocontrôle des traitements de semences, ce qui ne sera pas le cas de la plupart des obtenteurs français qui sont des petites et moyennes entreprises. Notre pays serait a priori moins exposé, sauf qu'en même temps on assiste à une concentration grandissante de la distribution où les quatre principales centrales d'achats contrôlent plus des trois quarts du marché[101].

Une liberté « contenue »

Certes, des variétés plus performantes ont largement bénéficié aux producteurs qui ont pu réaliser des gains de rendement, parfois en réduisant les coûts et les risques. Mais certains ont considéré qu'ils y perdaient une partie de leur liberté au niveau

---

[100] Selon le Groupement national interprofessionnel des semences et plants (GNIS), avec 17 % de la surface européenne en production de semences et plants, la France est le premier exportateur mondial de semences agricoles.

[101] Ces réflexions s'inspirent de l'article publié par le Crédit Agricole dans le dossier PRISME n° 21, juin 2018 : La filière semencière, une réussite méconnue qui prépare son avenir face aux mutations du marché.

de la conduite de leur production. Le cas des semences à la ferme en est une illustration. Pour préserver la liberté de choix des agriculteurs, une loi 2011 est venue légaliser cette pratique en autorisant les producteurs à utiliser une partie de leur récolte pour leur propre semis.
La sélection variétale a largement soutenu la stratégie de croissance et de productivité, qui elle-même s'est trouvée encouragée par la politique agricole commune (Pac) en couplant les aides à la production. Depuis les années quatre-vingt-dix, plusieurs réformes sont intervenues pour modifier le système de soutien, en dissociant le calcul des aides au rendement, ou par des politiques spécifiques comme celles conditionnant le versement des soutiens à la mise en œuvre de mesures plus respectueuses de la nature. Toutes ces mesures ont ainsi cherché à limiter les efforts d'intensification ; les aides n'étant plus directement liées à l'acte de production.
Aujourd'hui les agriculteurs sont davantage sensibilisés aux aspects environnementaux. Ils sont incités à prendre en compte l'impact réel de leurs pratiques sur la biodiversité, éventuellement en participant à des initiatives comme à l'observatoire agricole de la biodiversité. Mais, comme le fait remarquer l'INRA, « [...] le niveau de biodiversité au niveau des paysages agricoles est déterminé de façon largement aussi forte par la qualité du paysage que par la nature des pratiques exercées à l'échelle des parcelles[102] ».
En revanche, l'agrochimie a directement contribué à l'évolution de l'agriculture. L'innovation et les stratégies industrielles des firmes de l'agrochimie jouent, de ce point de vue, un rôle très bénéfique en particulier dans la recherche de nouvelles utilisations non alimentaires des denrées agricoles. Des débouchés existent, surtout pour le secteur végétal, dans des domaines aussi divers que les biocarburants, la bioénergie, la biochimie avec des applications variées dans la cosmétique, la pharmacie, les produits détergents ou les biomatériaux, comme les emballages et les plastiques, tous ceux issus de la « chimie verte ».

---

[102] https://www.actu-environnement.com/ae/news-biodivrsité- – Quelle biodiversité en milieu agricole ? Art. de Dorothée Laperche.

Le développement des débouchés non alimentaires pour les productions agricoles est une nouvelle opportunité pour inscrire l'agriculture dans une stratégie de développement durable. Or, mener à bien ces recherches requiert des moyens considérables qui sont à la portée seulement de quelques grands groupes le plus souvent d'envergure mondiale. C'est ce qui explique très largement le mouvement de concentration auquel on assiste, dicté par les économies d'échelle et le plus souvent piloté par les marchés financiers. De même que l'industrie agrochimique a joué un rôle majeur dans l'adaptation des modèles de production agricole, le renforcement de la concentration des firmes aura inévitablement des répercussions sur les relations entre activités agricoles, industries et services. Les agriculteurs ne manqueront pas d'en ressentir l'influence.

D'une manière générale, elles ont par le passé indéniablement contribué aux transformations des modèles techniques agricoles. C'est le cas de l'industrie des engrais, des phytosanitaires et de l'industrie du machinisme agricole qui, en diversifiant leurs services, ont su accompagner les agriculteurs. Le secteur de l'alimentation animale en est un autre exemple. L'importation massive de tourteaux de soja et l'importance prise par les concentrés, dans un pays à forte vocation herbagère, ont éloigné les élevages de l'herbe et conduit au retournement des prairies.

Comme le relevaient, déjà à la fin des années quatre-vingt, des chercheurs, « ces transformations s'inscrivent dans l'espace plus large du système agroalimentaire tendant ainsi à délimiter de manière étroite les spécificités de l'activité agricole stricto sensu [103] ». L'aval joue désormais un très grand rôle dans l'évolution des systèmes agricoles. Il oriente la production selon la demande, mais aussi exerce une pression de plus en réelle sur les prix agricoles.

Une activité à forte capitalisation

L'agriculture est devenue pour les économistes une « industrie lourde » du fait d'une capitalisation élevée, qui doit son

---

[103] Innovation et stratégie industrielle des groupes engagés dans l'industrie chimique, Persée, Article publié dans la *Revue d'Économie industrielle*, n° 47, 1er trimestre 1989. Art. de Jean-Charles Monateri (CNRS), Pascal Byr (INRA), Jean-Pierre Frey (Université Grenoble 2).

développement à des achats de plus en plus importants de biens et services. Ce qui a fait dire déjà dans les années soixante à l'un des spécialistes que l'agriculture tendait à devenir une *« une industrie de transformation »*, pour se demander quelques années plus tard si[104] « elle ne devait pas, à l'instar de l'industrie, augmenter la dimension de ses entreprises pour obtenir, conformément à la demande du consommateur, une production de masse de produits agricoles régularisée, normalisée, de bonne qualité et à bas prix ».

Si elle a bien des caractéristiques d'une « industrie lourde », elle n'a pas pour autant pris le chemin de l'industrie et, à part quelques exceptions, il est difficile de qualifier l'agriculture d'une activité industrielle. Comme toute activité économique fondée sur le marché, elle entretient des rapports étroits avec l'amont et l'aval industriel, mais reste d'essence individuelle, beaucoup d'origine familiale. À la différence d'une activité industrielle, la production agricole reste aléatoire et, malgré les progrès techniques, soumise aux conditions climatiques et aux épizooties (épidémies qui frappent une espèce animale).

L'autre élément qui la démarque très nettement de l'industrie, c'est le comportement de l'agriculteur. Dans une communication sur les filières agroalimentaires présentée devant l'Université Blaise-Pascal de Clermont-Ferrand en 1987, Jean-Paul Diry formulait cette remarque : alors que le patron de l'industrie cherche à tirer le meilleur profit de son capital, quitte à renoncer à une branche pour s'engager dans une autre, l'agriculteur qui veut avant tout vivre de son travail reste fidèle à son activité et à son terroir. Il n'est pas dans une démarche de type capitalistique. « La rationalité instaurée par le mode de production capitalistique lui reste complètement étrangère, sinon compte tenu de l'ampleur des sommes investies et de leur faible

[104] Chombard de Lauwe J.-B. « L'agriculture à l'âge industriel, la dimension de l'exploitation dans la croissance économique », *Revue politique et parlementaire*, 1966.

rentabilité, la logique économique devrait conduire la plupart des agriculteurs à renoncer à leur activité[105] ».

D'ailleurs, les firmes agroalimentaires l'ont bien compris. Jusqu'à une période récente, et à part quelques exceptions, en général elles ne cherchaient pas à investir l'univers de la production agricole, elles préfèrent exercer une emprise indirecte leur permettant de contrôler étroitement, au moyen de contrats plus ou moins contraignants, les rythmes et la qualité de production, selon des normes bien définies. Les agriculteurs qui souscrivent de tels contrats restent propriétaires des moyens de production et sont juridiquement indépendants, mais ils sont économiquement subordonnés. Ils supportent les aléas climatiques et sanitaires et de plus, pris entre l'amont et l'aval, ne sont pas toujours certains de pouvoir répercuter les hausses des consommations intermédiaires.

Si l'exploitation familiale reste encore aujourd'hui le « modèle dominant », d'autres formes apparaissent. C'est ce qui ressort des travaux de recherche conduits par une équipe de l'INP-Ensat (Toulouse) qui montrent que 10 % des exploitations agricoles françaises présenteraient des allures de firme en raison de leur organisation « complexe tant du point de vue de la structure que de la gouvernance ». Elles peuvent être des assemblages d'exploitations (comme la délégation intégrale de la gestion à une entreprise de travaux agricoles) mais aussi avoir des formes qui intègrent l'amont et/ou l'aval d'une filière de production[106]. Le phénomène serait loin d'être marginal, puisque selon ces mêmes travaux, il représenterait 28 % de l'emploi et 30 % de la production brute du secteur agricole ! Un livre paru en 2022 dénonce l'accaparement croissant des terres par de grands groupes industriels. Un phénomène qui transforme l'agriculture

---

[105] Géographie des filières agroalimentaires : « Agriculture industrielle et agriculture industrialisée », Article publié dans le Bulletin de l'Association des Géographes français, Paris, 1988.

[106] François Purseigle, sociologue, auteur du livre *Le Nouveau Capitalisme agricole, de la ferme à la firme*, Sciences Po-Presses, et auteur avec Bertrand Hervieu d'*Une Agriculture sans agriculteurs* (Sciences Po-Les Presses, 2022).

française[107]. Les agriculteurs deviennent des salariés, ils peuvent apprécier d'avoir un salaire tous les mois, des vacances et de travailler sur une exploitation bien équipée sans devoir rembourser des emprunts sur vingt ou trente ans. « Répondant au besoin de la firme, l'une des conséquences est la standardisation de la production ».

Le poids de la grande distribution

Dans une étude publiée en 2005[108], Sylvie Bonny, chercheuse à l'INRA-Grignon, montrait l'influence des industries de la transformation et surtout de la grande distribution ; influence qui s'exerce selon un mécanisme déjà ancien et d'une façon différenciée selon les secteurs, sur l'orientation des productions agricoles. Déjà à l'époque, l'auteure présentait comment la demande des industries agroalimentaires (IAA) et de la grande distribution a piloté l'évolution de la production et de fait orienté les systèmes agricoles. Partant d'une demande croissante de matières premières brutes, le secteur des industries agroalimentaires a peu à peu capté une part grandissante de la valeur ajoutée en entraînant une baisse des prix agricoles et une chute de la transformation et de la vente directe à la ferme. La recherche de matières premières aux prix les plus bas[109] a conduit l'agriculture non seulement à réduire les coûts unitaires de production par l'emploi de races et variétés les plus performantes, mais également à produire plus par travailleur, avec pour conséquence la concentration des exploitations et la disparition des petites.

---

[107] *Hold-up sur la terre* – Un livre de Lucile Leclair, journaliste qui a enquêté sur le phénomène du rachat « invisible » des firmes. Éditions du Seuil, 2022.

[108] Les systèmes de production agricole dans la chaîne agroalimentaire, *Économie rurale* 288/juillet-août 2005.

[109] Dans un article de la Lettre économique des Chambres d'agriculture (novembre 2021), Marine Jaffray explique comment, en conduisant à des prix non rémunérateurs pour les agriculteurs, la structure des marchés agricoles est à l'origine d'un cercle vicieux. Pour maintenir un revenu, « il faut accroître les volumes par actif. Pour ce faire, les agriculteurs opèrent des investissements, souvent spécifiques à un mode de production donné, qui accroît leur dépendance vis-à-vis de leurs partenaires situés à l'amont et en aval ».

En s'approvisionnant en variétés et produits de bonne présentation et capables de se conserver, la stratégie de la grande distribution a eu pour effet de modifier la qualité des produits, en favorisant des variétés adaptées à leurs demandes. Les matières premières agricoles produites pour la transformation et la grande distribution se sont ainsi standardisées entraînant de fait une uniformisation et une réduction du nombre de variétés végétales et de races animales[110]. Aujourd'hui, les agriculteurs doivent continuellement s'adapter : « Il faut écouter la société et produire ce qui se vend[111] ». Comme l'écrivait récemment une équipe d'enseignants[112], en passant dans les années quatre-vingt du « modernisme au technicisme », l'agriculture a dû « mobiliser la chimie et la motorisation les plus innovantes pour affronter la concurrence et approvisionner à moindre coût les industries agroalimentaires de plus en plus mondialisées », ce qui a rendu la production agricole très dépendante de l'agroalimentaire et de l'agrofourniture et exercé une influence directe sur l'orientation des systèmes agricoles.

Un système traversé par de nombreuses interrogations !

Ainsi, les systèmes agricoles, et au premier rang desquels se trouvent les exploitations, évoluent dans un contexte défini par le complexe agroalimentaire. Si ce dernier a su accompagner le phénomène d'urbanisation de la société, avec les changements des modes de vie qui en résultent, aujourd'hui le système est traversé par de multiples interrogations comme la mauvaise

---

[110] Selon Amandine Camille, chercheuse en génétique quantitative et évolution au CNRS, nous assistons à une « réelle diminution de la diversité génétique ». Aujourd'hui, seulement quatre variétés de pommes représentent les 2/3 des ventes, alors qu'en France il en existerait plus d'une centaine. La situation est un peu différente concernant les races animales. Dans les années cinquante on comptait, par exemple, 80 races bovines. On en dénombre de nos jours à peine une quarantaine. Certaines ont été relancées avec succès comme la race « Pie noire », « l'Aubrac » ou encore le « Porc basque »… pour leur qualité et parce qu'elles se révèlent mieux adaptées aux conditions de milieu.

[111] (14) Propos d'un agriculteur beauceron, après 44 années d'expérience agricole. Le courrier du Loiret du 11/08/22.

[112] *Le miroir brisé de l'imaginaire agricole* -Le Monde des 10-11 novembre 2019- Article de Gilles Bazin, Jean-Christophe Kroll et Aurélie Trouvé-Agroéconomistes (agro Paris Tech et Agro Sup Dijon)

qualité nutritionnelle des aliments industriels, les impacts négatifs de l'utilisation de substances chimiques dans la production agricole et agroalimentaire, le partage très inégal de la valeur ajoutée au sein des filières agro-industrielles, le développement des biotechnologies qui conduisent à des modifications génétiques des plantes et des animaux et à modifier la qualité des aliments. Dans cet ensemble, les producteurs agricoles ont de plus en plus de mal à obtenir une juste rémunération, alors qu'ils voient les marges de manœuvre de leur activité se réduire pour répondre à de nouvelles exigences.
Avec le conflit en Ukraine, et une année marquée par la sécheresse, 2022 révèle la dépendance de l'agriculture française aux importations. Si les céréaliers ont bénéficié de la flambée des cours, ils connaissent aussi une aggravation de leurs charges sur la plupart des intrants qui viennent de l'étranger (engrais, pesticides, carburant, tracteurs, moissonneuses…). La situation est encore plus tendue pour les éleveurs qui doivent nourrir leur cheptel avec des denrées dont les cours ont explosé. La crise met au grand jour la faiblesse de notre agriculture !
Depuis quelques années, le développement du bio et le retour de petits producteurs s'installant le plus souvent dans un schéma de vente directe, promettent aux consommateurs proximité et qualité, qui seraient aujourd'hui les deux priorités pour les courses alimentaires. Mais elles ne sont évidemment pas accessibles à tous, et c'est sans aucun doute bien regrettable.

III
QUEL FUTUR POUR NOTRE NOURRITURE ?

12 – UNE ALIMENTATION DE PLUS EN PLUS INDIVIDUALISÉE

À chacun son régime, à chacun son assiette ou encore à chacun son menu, les formulations ne manquent pas pour décrire l'une des évolutions importantes de ces dernières années ; un individualisme alimentaire engendré par la société de consommation. Il est devenu une caractéristique de notre temps. L'individualisation de la nourriture répond souvent à une nécessité en raison de contraintes de temps et de travail qui imposent de prendre des repas en dehors de son domicile, comme elle peut aussi résulter de soucis de santé ou de choix délibérés conduisant à l'exclusion d'ingrédients pour se soumettre à un régime alimentaire.

La vie moderne a renforcé les aspirations individuelles. En même temps sont intervenues des évolutions sur les manières de vivre avec d'importants changements de comportements et de mentalités. Ces changements ne sont pas sans conséquences sur les modes de consommation alimentaire.

Manger, ce n'est pas seulement se nourrir, c'est aussi un acte culturel qui se situe dans un contexte et une époque. Pour Paul Ariès [113] qui explore ce que disent de nous nos assiettes, « l'alimentation est le fait social total par excellence ». Le déclin des campagnes et du monde rural au profit d'une vie citadine, le souci de soi et de sa santé, expliquent pour beaucoup l'essor des particularismes alimentaires. La montée de l'individualisme a ainsi transformé notre manière de vivre et nos habitudes sur la façon de nous nourrir. Ce phénomène est aujourd'hui une évidence dans nos sociétés occidentales. Considéré comme un progrès, l'individualisme est aussi la manifestation d'une plus grande liberté.

L'individu mange ce qu'il veut, quand il veut

C'est le consommateur qui décide et choisit ce qu'il mange, du lieu et du moment où il va manger, à table, sur son canapé ou

---

[113] *Sciences humaines*, 07/2021, n° 338. La politique est née à table, Rencontre avec Paul Ariès, politologue, auteur d'*Une Histoire politique de l'alimentation, du Paléolithique à nos jours*, Max Milo, 2016.

devant la télé. Il est devenu autonome et est considéré responsable de la façon de se nourrir et avant tout de sa santé. Il aspire à affirmer son individualité notamment au travers de sa consommation par une recherche de reconnaissance avec les produits qu'il porte et mange. Le particularisme alimentaire relèverait, pour certains, de « l'affirmation de soi [114] ». En agissant de sorte que son individualité soit davantage reconnue, il serait un moyen de se démarquer socialement. Résultat à table, à chacun son assiette selon ses goûts, alors comment faire pour que le repas reste une aventure partagée ?

Mais d'autres facteurs liés aux mutations de la société ont également un impact au niveau des comportements alimentaires et qui concernent une part de plus en plus importante de la population. Les personnes vivant seules sont toujours plus nombreuses du fait non seulement du vieillissement de la population mais également du célibat ou du divorce. Les familles monoparentales sont plus fréquentes qu'auparavant. Ainsi, les façons de se nourrir ont évolué sous l'influence de la réduction du nombre de personnes vivant au foyer, d'une moindre disponibilité des femmes à la maison parce qu'elles ont une activité à l'extérieur, et aussi de l'importance accordée aujourd'hui aux loisirs. Selon l'Insee, le pourcentage des personnes vivant seules est passé de 27 % à 34 % de l'ensemble des ménages entre 1992 et 2012, et devrait atteindre plus de 40 % en 2025 !

De plus, les modes et rythmes de vie propres à chacun des membres d'une même famille, comme les horaires et les lieux de travail souvent éloignés du domicile, entraînent généralement des repas adaptés en produits, et servis de plus en plus en portions individuelles. Aux évolutions structurelles et culturelles de la société, s'ajoutent d'autres considérations qui interviennent également dans les choix alimentaires.

À chacun son régime

Désormais, de plus en plus d'individus se concoctent leur propre régime. C'est un phénomène de nos jours clairement identifié et qui serait appelé à se développer. Les raisons en sont multiples :

[114] https://www.nielsen.com/fr/insights/report/2016/ingredients-alimentaires

médicales (allergies et intolérances), éthiques, sociales et culturelles. Sans gluten, sans viande, sans lait ou alcool, plus d'un Français sur trois exclut au moins un ingrédient de sa nourriture selon une enquête de Nielsen sur l'alimentation. Ces choix marquent généralement une préférence pour les produits d'origine végétale et tout particulièrement le bio. Notre pays ne fait en ce domaine aucunement preuve d'originalité. Avec 37 % des consommateurs qui suivent un régime, la France serait en dessous de la moyenne européenne et très éloignée de celle observée au niveau mondial où 70 % des consommateurs déclarent se soumettre volontairement à des restrictions pour éviter des risques de santé, comme le diabète, le cholestérol, l'hypertension ou l'obésité[115].

Ainsi, en France, comme en Europe et un peu partout dans le monde, les consommateurs sont de plus en plus nombreux à revendiquer une alimentation particulière. L'*Express* consacrait récemment à ce phénomène un dossier présenté sous ce titre évocateur : « Engueulade à table et casse-tête en cuisine[116] ». En introduction, il résumait les comportements particuliers qui se retrouvent autour d'un repas en famille ou en société, et posait cette question : « Sommes-nous encore capables de manger ensemble ? » Avec cette tendance où chacun a sa façon de manger, il faudra bientôt composer autant de menus que de personnes. Il deviendra de plus en plus difficile de parler de plaisir partagé autour d'un repas pris en commun. Il faudra surtout éviter les discussions qui fâchent en passant au travers des reproches sur les choix individuels, où chaque convive ne manquera pas de faire entendre sa différence ! Et pour les bons vivants, « ceux pour qui un bon morceau de viande rouge fait partie de leur gastronomie, ils auront du mal à échapper à des paroles culpabilisantes ».

Une régression du « commun »

---

[115] https://questionsante.org/assets/files/ – Se nourrir, acte individuel ou communautaire.

[116] Le dossier de l'*Express* : Sans gluten, viande, lait, alcool… du 7 novembre 2018.

Justement, dans le dossier de l'*Express*, Pascal Ory, professeur d'histoire contemporaine à la Sorbonne, y décrypte l'essor des nouveaux particularismes culinaires ; essor « où chacun se bricole une religion alimentaire » et qui, selon lui, pourrait bien menacer « l'art de vivre à la française » ! Le particularisme alimentaire est aussi révélateur d'un mode de vie. Les choix individuels peuvent être porteurs de revendications symboliques de nature religieuse ou éthique. Le souci diététique est chez certains une forme de manifestation contre l'industrialisation croissante de la nourriture et qui « trouve sa source dans la critique du productivisme ». Quels qu'en soient les fondements, nous dit Pascal Ory, il exprime la menace d'une régression du *« commun »* par rapport au *« particulier »*, alors que pour vivre ensemble, l'individuel et le collectif doivent s'ajuster en permanence. Revendiquer une alimentation particulière, quels qu'en soient les motifs, ne tend-il pas à remettre en cause les fondements du « vivre en société » que sont le partage et la commensalité ?

Dans une société qui devient plus fragmentée, les pratiques des consommateurs, du coup, s'atomisent. Même au sein des familles, le symbole des repas partagés tend à s'estomper. Alors que le repas autour de la table familiale est longtemps resté un moment de convivialité privilégié, la diversification des modes et rythmes de vie et l'évolution culturelle sont venues le fragmenter. Pourtant, ceux qui restent adeptes de produits industriels se disent aussi apprécier la cuisine fait maison, mais il faut bien admettre qu'il devient plus difficile de se retrouver à plusieurs autour de la table pour partager un menu unique. Selon le Crédoc, de plus en plus de déjeuners sont pris seuls, et contrairement au dîner, où le plat principal est encore partagé dans 80 % des cas, « le petit déjeuner voit chacun choisir les produits qu'il préfère[117] ». Est-ce à dire que la table commune aurait perdu sa dimension sociale et culturelle ? Le modèle alimentaire de l'individu n'est pas forcément la cause ou la conséquence de la distanciation des liens au sein des familles, mais il peut conduire à terme à des carences nutritionnelles. Ce

---

[117] Étude du Crédoc, Comportements alimentaires en 2025, Tendances et impacts, décembre 2016.

qui peut être le cas des régimes d'exclusion ou des « sans » qui pourraient, selon les spécialistes nutritionnistes, conduire à long terme à des troubles de comportement, s'ils ne sont pas suffisamment encadrés[118].

Une offre qui s'adapte

Depuis quelque temps déjà, et pour sa part, l'industrie alimentaire s'adapte en cherchant à satisfaire la demande de produits conditionnés pour quelques personnes, ou sous forme de portions individuelles, de plats préparés, surgelés ou non. À en juger par la multiplication des références dans les rayons des grandes surfaces et magasins spécialisés, l'offre pourrait même être vue comme une forme d'incitation à consommer de manière plus individuelle ! Selon la Fédération du commerce et de la distribution, les hypermarchés et supermarchés présenteraient plus de 5 000 références de produits alimentaires qui constituent au moins les deux tiers de leur chiffre d'affaires[119]. Pour les grandes enseignes, une large diversité de produits est une nécessité. Elles doivent tout le temps offrir de nouvelles références pour être au plus près des variations des besoins des clients[120].

Si les « sans sucre ajouté » ou « sans colorant » ou « convient aux végétariens » et autres mentions viennent garnir de plus en plus l'étiquetage alimentaire, on ne peut pas pour autant en déduire que l'offre industrielle va dans le sens de la naturalité. Les portions individuelles seraient plutôt un atout contre le gaspillage, mais la multiplication du nombre de références avec des petits formats implique des emballages supplémentaires (ce

---

[118] Dans un article de la revue *Études rurales* de décembre 2022, Jean-Michel Lecerf, médecin nutritionniste, directeur du Centre de prévention santé longévité de l'Institut Pasteur de Lille, analyse les apports et les risques des modes alimentaires. Si l'alimentation végétalienne possède des atouts, elle est intrinsèquement déséquilibrée. Accroître la part végétale dans l'alimentation omnivore peut être bienvenu, alors que le régime végétalien est déconseillé chez certaines populations (femmes enceintes et allaitantes, nourrissons, adolescents, personnes âgées) dont l'équilibre alimentaire est essentiel.

[119] https://tchak.be/index.php/2021/02/08/supermarches'10000-produits-lineaires-rayons/

[120] https://www.fcdfrle-secteur/le-commerce-et-la-distribution/

qui ne paraît pas très écologique !) et plus de manutention. Ces pratiques ne sont pas sans répercussion sur le prix des denrées au kilo.
Produire des légumes de petite taille, écouler des fruits en très petites quantités, ou réduire le poids moyen de carcasse de volaille, pour les producteurs agricoles qui sont en vente directe ou en circuits courts, ne semble pas d'une évidence totale pour valoriser au mieux leur production. Toutefois, pour les producteurs qui ont l'avantage de la proximité, offrir des produits frais, sains et de qualité, bio ou non, élaborés selon des normes traçables, est de nature à répondre aux attentes de consommateurs à la recherche d'aliments naturels.
Mais tous les consommateurs n'étant pas logés à la même enseigne, ils ne réagissent pas de la même façon, comme le fait observer le patron d'un groupe agroalimentaire[121] : « on va vers des schémas de plus en plus personnalisés, où chacun choisira son mode d'alimentation avec le circuit de distribution qui va avec » !

---

[121] Propos d'Emmanuel Faber, à l'époque PDG de Danone : *L'industrie alimentaire s'est réveillée un jour avec la langue de bois.* Les *Échos* du 23/12/2019.

13 – LES PROMESSES DE LA CHIMIE

Au moment où les consommateurs commencent à s'interroger sur l'ultra-transformation des aliments, des laboratoires travaillent depuis déjà un certain temps à la fabrication d'une viande artificielle : un cocktail de nutriments produit à partir de cellules animales ou de substituts d'origine végétale. La viande de synthèse est devenue un peu partout dans le monde le nouvel eldorado des start-ups qui se développent, grâce au financement de fonds d'investissement ou de milliardaires, avec l'appui de laboratoires pharmaceutiques ou de firmes de l'agroalimentaire. Cette fausse « viande », est-ce une bonne idée ?

Alors que la viande provient d'élevages traditionnels, ces substituts sont conçus dans le plus grand secret, pour être développés à l'échelle industrielle. Il s'agit de véritables produits de synthèse cultivés « in vitro » à partir de cellules souches prélevées sur un animal, ou de substituts de viande à base de protéines végétales. L'idée de reproduire artificiellement et le plus fidèlement possible de la viande dans toute sa complexité n'est pas récente. Déjà, en 2013, le scientifique néerlandais Mark Post présentait le premier steak *in vitro*, le *« Frankenburger »*. Depuis, les projets d'agriculture cellulaire se sont développés un peu partout dans le monde, principalement aux États-Unis, en Israël, au Japon. En France, déjà en 2020, Bpifrance et la Banque européenne d'investissement apportaient leur soutien à deux projets français : la start-up Gourmey qui travaille sur le foie gras et une société angevine, filiale du groupe Grimaud, spécialiste de la génétique animale, qui cultive de la viande *in vitro*, à partir de cellules de canard et de poulet[122].

Une alternative à l'élevage ?

À l'heure où les nutritionnistes et les diététiciens nous invitent à changer nos habitudes, pour se détourner de l'ultra-transformation ou des plats cuisinés et retrouver notre culture culinaire en se rapprochant de la nature, cet engouement des

---

122 *L'Usine nouvelle* du 28/1/2020, De la viande artificielle bientôt au menu… y compris en France où deux acteurs misent déjà sur cette alternative à la viande traditionnelle.

géants de l'agroalimentaire, de l'industrie et de la finance peut surprendre. À bien y réfléchir, pas tant que cela ! Leurs promoteurs sont persuadés que l'avenir de la viande se joue en laboratoire. Leur démarche serait fondée sur un double constat. D'une part, face à l'augmentation de la population dans le monde, et à l'évolution des modes de consommation, les protéines animales ne peuvent suffire à répondre à la demande. D'autre part, la prise en compte de la question animale par la société, et la pression exercée par l'élevage sur l'environnement, impliquent de trouver des alternatives[123]. Répondre à la demande croissante de viande dans le monde, tout en mettant en avant des avantages écologiques tels que l'arrêt de l'élevage industriel polluant, la mobilisation de 70 % des terres agricoles mondiales pour l'élevage, l'émission de gaz à effet de serre, la consommation de grandes quantités d'eau, seraient les principales motivations des promoteurs. S'ils veulent proposer une alternative à la production de viande, pour notamment répondre à l'explosion démographique et aux enjeux climatiques, les partisans de cette alternative ne souhaitent pas pour autant la bannir, à la différence des mouvements anti-viande en général.

Dans le même temps, de nouveaux régimes alimentaires se développent un peu partout à des rythmes variés. Une nourriture diversifiée à base de produits frais, locaux, suffisait autrefois à assurer une alimentation équilibrée. Sous les contraintes de la vie quotidienne, ou par choix délibéré, beaucoup de nos concitoyens perdent la culture culinaire bien à nous, celle qui, associée au plaisir de la table et à la convivialité, a fait la réputation de notre pays.

Les enseignes de restauration rapide se sont peu à peu implantées pour connaître un succès grandissant. En une dizaine d'années, le volume des ventes de burgers a été multiplié par treize. Même s'il remportait encore, selon l'enquête de satisfaction de Que

---

[123] C'est aussi le point de vue de politiques. Ainsi, pour Luc Ferry, qui est aussi professeur de philosophie, la viande cellulaire va finir par s'imposer, du fait d'une sensibilité accrue à la souffrance animale comme par souci écologique… elle attaquera l'industrie agroalimentaire, pas les petits éleveurs respectueux des animaux. Et ajoute : « Au contraire, on a besoin des paysans, ne serait-ce que pour l'aménagement du territoire ». *L'Express* du 03/02/2022.

Choisir réalisée en 2016[124], l'une des appréciations les plus faibles pour la qualité gustative, McDonald's est devenu en France le numéro un de la restauration. La principale motivation de leur clientèle est de manger vite, malgré un rapport qualité/prix qui laisse parfois à désirer. Depuis quelque temps, le « fast-food de qualité prend de l'ampleur au point d'être servi de plus en plus dans la restauration traditionnelle » !

La malbouffe, gagnerait-elle en respectabilité ?

Manger en y consacrant moins de temps, moins d'argent, c'est se reporter le plus souvent sur les plats préparés ou les fast-foods. Non seulement cette pratique nous éloigne du vrai goût des aliments, mais si nous voulons retrouver une nourriture qui soit source de bien-être et de bonne santé, il faudrait plutôt réapprendre à cuisiner les produits naturels et frais ! C'est ce que nous disent la plupart des études sur la nutrition et les comportements alimentaires. Ainsi, il existe bel et bien un lien entre alimentation et santé. Cette nouvelle nourriture, en particulier celle issue de la culture *in vitro*, qui veut reconstituer des tissus animaux, mais qui se présente pour l'instant comme un amas de cellules musculaires, est-elle appelée à les séduire ? Comme l'explique Jean-François Hoquette, chercheur à l'Institut national de recherche agronomique : « Il ne s'agit pas d'une véritable viande, d'un morceau de muscle strié, contractile... On a affaire à un simple amas de fibres musculaires, mais pas de viande puisqu'il manque les nerfs, les vaisseaux sanguins et les îlots gras, si importants pour les qualités organoleptiques (le goût[125]) ».

Un climat de méfiance à l'égard des aliments industriels

Après les différents scandales qui ont ponctué ces dernières années l'histoire de notre alimentation, les consommateurs français éprouvent de la méfiance à l'égard des produits transformés. Avec la crise de la vache folle[126], ils ont appris, en

---

[124] Les fast-foods dégustent. Que Choisir, n° 552, novembre 2016.

[125] www.INRA – La viande in vitro, une fausse bonne idée, 20/02/2017.

[126] La maladie aurait pour origine des farines issues de la transformation d'animaux impropres à la consommation humaine (provenant notamment de

France comme ailleurs, qu'ils ne pouvaient faire confiance aux promesses de l'industrie, et que les autorités publiques avaient parfois du mal à assurer la sécurité alimentaire. Aujourd'hui, ils commencent très sérieusement à s'interroger sur la composition et tout particulièrement sur la nature des ingrédients contenus dans leur nourriture. Déjà, depuis que les additifs et les arômes chimiques ont envahi la plupart des aliments transformés ou ultra-transformés, leur inquiétude grandit faute d'en connaître la vraie teneur.

Qu'en sera-t-il de la viande artificielle élaborée « dans un milieu de culture suffisamment riche pour permettre aux cellules de se multiplier et qui contient notamment des hormones, des facteurs de croissance, du sérum de veau fœtal, des antibiotiques et des fongicides [127] » ? Les consommateurs qui veulent connaître l'exacte composition de leurs aliments ainsi que les conditions d'élaboration ou de production de ce qu'ils mangent risquent d'en être pour leurs frais avec la fausse viande, qu'elle soit issue de la culture « in vitro » ou d'origine végétale !

Au-delà de la véritable nature d'aliments, issus tout droit des laboratoires et développés industriellement, les consommateurs ont-ils vraiment envie de manger de la fausse viande ? Peut-on prétendre satisfaire les besoins et désirs nutritionnels des consommateurs et citoyens avec des aliments, davantage issus de la chimie que de l'élevage à l'herbe ? Alors que sa valeur nutritive est loin d'être démontrée, cette viande « propre » peut-elle être sûre, suffisamment saine et savoureuse ? Même s'ils y voient un moyen de réduire l'empreinte carbone et la « maltraitance de l'élevage industriel », les consommateurs ne sont pas forcément prêts dans leur grande majorité, pour des raisons symboliques et de goût, à manger de la viande artificielle. Pourtant les substituts aux produits laitiers paraissent déjà bien installés (comme le « lait » de soja), et les substituts végétaux de seconde génération prennent place dans les rayons des grandes enseignes. Se pose alors plus que jamais la délicate question des dénominations des aliments qui voudraient établir une

---

moutons atteints d'une forme d'encéphalopathie spongiforme transmissible) en nourriture et distribuée au bétail.

[127] www.INRA – La viande in vitro, une fausse bonne idée, le 20/02/2017.

équivalence qualitative entre produit d'origine végétale et viande. Les appellations peuvent être source d'ambiguïté comme l'a déjà relevé la Cour européenne de justice qui, par exemple, a jugé que le terme « lait » était strictement réservé au lait d'origine animale.

Quand la dénomination est en question !

L'imagination des spécialistes du marketing est sans limites pour vanter « la nature végétale et l'inspiration animale » des substituts à la viande, en utilisant des dénominations de vente ou des allégations empruntées à la boucherie ou à la cuisine traditionnelle (steak végétal, nuggets, aiguillettes, filet de saumon végétal).

Alors qu'ils s'efforcent d'afficher une image naturelle et saine, les produits à base de protéines végétales, par exemple, issus d'une ultra-transformation contiennent, selon une enquête de l'association CLCV, trop souvent des additifs et ingrédients à l'origine floue, et, pour près de la moitié plus d'eau que de végétaux.

Plus inquiétant encore. Cet emportement autour de la « chimie moderne[128] » nous suggère de gommer la différence entre une nourriture qui dépend de la nature et celle issue tout droit du laboratoire en voulant même, pour certains promoteurs, faire passer des usines pour des fermes. Or, l'alimentation a pour chacun de nous un aspect très particulier, d'intime, en se retrouvant à l'intérieur de notre corps, pour constituer une part de nous-mêmes.

Notre vie et notre santé en dépendent. Peut-être devrions-nous méditer ce que nous dit Erik Orsenna, dans son livre *Cochons, voyage au pays du vivant* : « Si nous sommes d'abord le produit de ce que nous mangeons, mal ou ne pas nommer ce qui nous alimente, [...] est un péril potentiel pour notre santé ».

Alors que tout invite à remettre la production de la nourriture dans les cycles naturels pour s'alimenter de façon plus saine, plus

---

[128] Voir l'article de l'auteur publié sur le site des *Échos* le 01/12/2020 : Marketing alimentaire : l'art de l'embrouille. « Si nous voulons retrouver le plaisir de la table et le goût naturel de nos aliments, alors arrêtons de nous laisser séduire par les sirènes du marketing et de la publicité ! »

locale et plus transparente, il est anormal (d'ailleurs contraire à la loi du 27 mai 2020) d'utiliser des termes se référant à des denrées alimentaires d'origine animale pour désigner des produits de synthèse, fabriqués à base de protéines végétales ou issus de la culture in vitro. La mise sur le marché, début 2022, des « lardons végétaux » produits par la start-up La Vie, qui revendique une « technologie brevetée de gras végétal reproduisant au plus près le goût de la viande », comme des « chipos et merguez », proposées par la start-up Happyvore, ravive le débat sur la dénomination de ces nouveaux aliments. Mais interdire de faire usage « des codes de la viande » pour les désigner serait une exception en Europe. Le gouvernement qui doit publier le texte d'application de la loi passera-t-il outre les réserves de Bruxelles ?
Dans un rapport du 5 avril 2023, après une première évaluation l'Organisation mondiale de la santé (l'OMS) et l'Organisation des Nations unies pour l'agriculture et l'alimentation (FAO) considèrent qu'il conviendrait, avant de chercher à accélérer le pas, de prendre le temps d'analyser l'ensemble des défis sanitaires et sociaux, posés par l'agriculture cellulaire. Par ailleurs, ce même rapport estime qu'il devient urgent de mettre en place une « terminologie internationale » pour désigner les substituts à la viande.

Des avantages écologiques incertains

Par ailleurs, les bénéfices écologiques de cette innovation sont loin d'être évidents. La production de viande de synthèse ne serait pas sans impact sur l'environnement. Selon des chercheurs de l'Université d'Oxford, elle pourrait même être plus néfaste sur le long terme que l'élevage conventionnel, « en raison de l'énergie nécessaire à la production des incubateurs[129] ». Autant il est extrêmement hasardeux de faire des projections et hypothèses de consommation sur le très long terme, il paraît également difficile d'estimer l'impact de modèles de production qui n'existent pour l'instant qu'à l'état d'expérimentation. Ainsi,

---

129 https://www.lemonde.fr/planète/ – article 2019/03/22. Selon une étude réalisée en 2011 par l'Université d'Oxford publiée le 19/02/19 dans la revue *Frontiers in sustainable Food systems.*

l'Organisation des Nations unies pour l'alimentation et l'agriculture (FAO) a calculé que l'élevage traditionnel émettait chaque année environ 14,5 % de rejets de gaz à effet de serre d'origine humaine. Mais ce calcul, font observer les spécialistes, n'est pas uniquement basé sur le méthane émis par les ruminants, il prend également en compte la déforestation induite par la conversion des terres et le transport de l'alimentation du bétail (par exemple, l'importation en Europe de tourteaux de soja d'Amérique du Sud). Retenons, pour le moment, comme le suggèrent plusieurs études sur la question, que les avantages mis en avant ne sont pas nécessairement vérifiés.

Élaborée dans le cadre d'un processus industriel tenu « secret », et fabriquée en laboratoire avec un cocktail de nutriments fournis par l'industrie chimique, la viande de synthèse sera aux mains des multinationales. Ce qui fait dire à Jocelyne Porcher, sociologue à l'INRAE, que « la production de protéines in vitro est une nouvelle forme d'appropriation de l'animal et de l'élevage par l'industrie et la finance, et le stade ultime de l'industrialisation de l'élevage[130] ».

Par manque de transparence sur les conditions d'élaboration et sur la composition de la viande cellulaire, et faute d'expertise indépendante, des questions demeurent en particulier, sur les qualités nutritives du produit final et les risques à long terme sur la santé.

La transparence des aliments industriels

Pour les consommateurs, le problème posé par la mise sur le marché de la viande artificielle est de même nature, mais encore bien plus complexe que celui soulevé sur les aliments transformés ou ultra-transformés, à propos de la mise en œuvre de Nutri-Score. Le débat qui s'ouvre sur les nanoparticules ne va pas apaiser nos craintes. Les mises en garde du Comité pour la prévention et de la précaution (CPP) ne sont pas très rassurantes. De taille infinitésimale, ces nano apparaissent dans de nombreux produits alimentaires, alors que selon les spécialistes elles présenteraient « un danger non complètement défini mais

---

[130] Viande in vitro : Point de vue, p. 52. Que Choisir, n° 580, mai 2019.

plausible et ayant un impact possible important en matière de santé[131] ».

Ce débat est celui de la transparence. Transparence sur les ingrédients contenus dans les produits mais également au niveau des instances qui ont à connaître et à décider des normes de qualité nutritionnelle des aliments. Or, lorsque face à la progression des pathologies liées à une mauvaise alimentation l'État veut réagir, l'industrie se rebiffe[132].

Améliorer la qualité, c'est souvent pour les industriels reformuler les recettes et augmenter le coût. Or, le goût et la valeur nutritionnelle des aliments ne sont pas les préoccupations premières des fonds d'investissement, des milliardaires ou industriels engagés dans cette aventure. On préfèrera, comme le font observer certains, s'attacher des scientifiques pour orienter l'information en mettant en avant les points positifs et en restant discret sur les aspects moins valorisants ou négatifs ; une pratique largement utilisée que les spécialistes qualifient de « science de diversion » et qui ferait largement appel à des partenariats public-privé. S'il est vrai que nombre de recherches n'auraient pu aboutir sans les ressources du privé, du fait du désengagement de l'État, il est tout aussi vraisemblable que l'origine du financement joue sur l'orientation des travaux et l'interprétation des résultats. Le virage dans le financement de la recherche publique ne s'est pas fait sans d'importantes conséquences. De plus, en France, comme en Europe et en Amérique du Nord, nous avons assisté depuis déjà plusieurs décennies à une « privatisation des cerveaux ». Une situation qui est de nature à influencer l'exercice indépendant, impartial et objectif des fonctions au niveau des instances de santé publique, chargées d'établir des préconisations.

Pour les consommateurs, la transparence est un gage de qualité et d'authenticité de ce qu'ils achètent et c'est particulièrement vrai en matière alimentaire. Transparence signifie pour eux connaître la nature même du produit : traçabilité des matières premières, composition et apports nutritionnels, ainsi que sur les modalités de fabrication. S'agissant de la viande artificielle, le

---

131 Rapport du CPP du 03/02/2020 sur les nanoparticules.

132 Alain Grimfeld, président du CPP, dans Que Choisir (mars 2020).

principe même de transparence risque en pratique de se heurter au « secret de fabrication ». La recette restera très vraisemblablement inconnue des consommateurs, comme la liste des ingrédients contenus dans leur alimentation, sauf qu'ils savent qu'ils émanent de l'industrie chimique.

Vouloir faire évoluer les mentalités pour les détourner des modes de consommations traditionnels, en proposant une viande de synthèse, conçue et fabriquée par des laboratoires dans le plus grand secret, le pari n'est pas gagné d'avance. Plusieurs spécialistes nutritionnistes ne l'estiment pas très réaliste. Surtout que la question de la dénomination du produit reste entière. Or, la première exigence à laquelle doivent répondre les étiquettes est celle de la dénomination de vente qui doit définir clairement le produit.

Quant aux conséquences sur l'élevage traditionnel, dans un pays, comme la France, où les ruminants valorisent plus de 60 % des surfaces agricoles utiles et occupent un rôle essentiel, sinon irremplaçable, dans les territoires ruraux, toute diminution de la consommation de viande conventionnelle entraîne de fortes répercussions sur un équilibre territorial déjà très fragilisé.

14 – LE RETOUR À DES VALEURS SÛRES

Nouvelle en écologie, la naturalité voudrait exprimer « l'état naturel ou spontané ». Pourtant, aucun aliment n'est « directement issu de la nature et qui n'est ni dû au travail de l'homme, ni modifié, altéré ou falsifié [133] ». Pour les consommateurs, c'est revenir à des valeurs d'authenticité et de proximité. Opposer l'aliment naturel à l'aliment industriel, c'est croire que « la nature serait plus rassurante que la science ». Si aucun argument scientifique ne peut justifier l'appellation d'aliment naturel, celui-ci reste cependant associé dans l'esprit des gens à la notion de « sain » et de « qualité » et bénéficie d'une bonne image valorisée par les produits du terroir et de plus en plus par le bio.

S'agissant par exemple des fruits et légumes, ce concept est synonyme de frais et de saison. Il veut traduire le retour aux produits vrais, et au consommer local. Alors qu'ils voudraient être rassurés sur la qualité de ce qu'ils mangent, dans un système où tout est standardisé, uniformisé et calibré, nos concitoyens éprouvent de réelles difficultés à connaître la provenance de ce qu'ils achètent, sans parler de la façon dont ils sont produits ou transformés.

Aujourd'hui, les consommateurs seraient nombreux à souhaiter retrouver des valeurs plus authentiques répondant à des exigences de goût et de fraîcheur. Par opposition au système alimentaire industrialisé et à la grande distribution, ils seraient donc disposés à privilégier la proximité en se tournant vers une offre locale, parce qu'elle est davantage susceptible, à leurs yeux, de leur garantir l'origine de produits qu'ils considèrent, a priori, meilleurs pour leur santé. Dans le même temps, les agriculteurs pratiquant la vente directe cherchent à obtenir une meilleure valorisation de leur travail. L'occasion aussi pour eux de recréer du lien avec les consommateurs tout en leur permettant de mieux répondre à leurs attentes.

Ainsi, pour sortir des tendances dominantes des systèmes alimentaires industrialisés qui ont conduit à multiplier les

---

[133] L'aliment naturel existe-t-il ? *Le Grand Livre de notre alimentation*, Odile Jacob, p. 258.

intermédiaires et à perdre tout contact avec les producteurs, les initiatives se développent depuis une trentaine d'années. Elles se présentent sous les formes les plus variées, allant du retour au jardinage, à la création de jardins familiaux, aux circuits courts, de la transformation à la ferme, à la création d'associations de producteurs pour la vente directe, ou à la cueillette à la ferme, et bien d'autres encore. Ces initiatives sont autant d'alternatives à la grande distribution.

Un regain d'intérêt pour le potager

Aujourd'hui, cultiver son jardin serait devenu un phénomène de mode qui séduit non seulement ceux qui vivent à la campagne mais aussi les citadins. Dans les jardineries, le marché des graines et plants aurait progressé de 25 % en trois ans. Rien de mieux que de cultiver ses propres fruits et légumes pour maîtriser son alimentation et connaître l'origine de ce que l'on consomme. Depuis quelque temps, on observe même un engouement fort des jeunes générations (d'après l'enquête de l'observatoire de l'autoproduction de Jardiland réalisée en janvier 2021 auprès de 4 000 Français). Des jeunes qui ont envie de reconnexion avec la nature et de nourriture plus saine. Consacrer quelques mètres carrés ou cultiver en pots ou en jardinières, il existe une multitude de solutions pour lesquelles les enseignes spécialisées proposent du matériel adapté aux petits espaces. Les avantages du potager sont multiples. Pour beaucoup de ceux qui s'y adonnent, apprendre à cultiver ses fruits et légumes est devenu un passe-temps valorisant. Habitués à la nourriture standard, on retrouve là le vrai goût des légumes et fruits, cueillis à maturité pour être consommés sur place avec toute leur fraîcheur. C'est aussi le plaisir de faire soi-même, de voir pousser ses légumes et en même temps, l'opportunité de renouer avec la nature et de vivre pleinement le rythme des saisons. Pour certains, cultiver son propre potager est surtout l'occasion de remettre au goût du jour ces légumes délaissés (salsifis, topinambour, cardon, blette, courge, potimarron…), ceux que cuisinaient nos grands-mères, pour retrouver leurs saveurs et leurs textures si particulières et apporter un peu d'originalité dans nos assiettes.

Travailler la terre aurait également des vertus apaisantes. Dans nos vies trépidantes, elle apporte une certaine sérénité en passant un moment de détente, de calme. De nombreux travaux mettent en évidence l'efficacité thérapeutique du jardinage. C'est ce que nous montre le livre de Sue Stuart-Smith qui passe au crible des dizaines d'études, enquêtes et témoignages[134]. Mais vouloir profiter de tout ce que nous offre la nature n'est pas à la portée de tous. Si jardiner est devenu un passe-temps, et même pour certains une passion, tous ceux qui souhaitent se lancer dans l'aventure ne disposent pas forcément, surtout en zone urbaine, d'un coin de terre. Pour répondre à la demande, les villes sont de plus en plus nombreuses à investir en aménageant des espaces propices aux cultures maraîchères. Ces terrains sont mis à la disposition des habitants de quartiers, de ceux désireux de faire pousser leurs légumes. L'occasion aussi pour certains de s'exercer à la permaculture. Pratiquée individuellement ou en collectif, cette méthode de jardinage, inspirée des écosystèmes naturels, se base sur une éthique et sur la culture de plantes qui se complètent pour une production durable et économe en énergie, afin de nourrir et de garder le sol bien vivant. Elle se développe le plus souvent sur des espaces ouverts au public et grâce à l'engagement de bénévoles.

Ainsi, depuis plusieurs années les jardins familiaux, ou jardins partagés, gagnent du terrain. À l'expérience, les municipalités qui se sont engagées dans de tels projets se félicitent de leur investissement, « les jardins familiaux sont des lieux de rencontres où se mêlent convivialité et solidarité. Ils constituent un formidable vecteur de lien social ». Ils peuvent aussi être un excellent terrain d'observation pour les plus jeunes. Certains offrent aux écoles l'opportunité d'intégrer le jardinage dans un projet éducatif et ainsi de permettre aux enfants des villes de découvrir ce que peut nous apporter la nature dans notre vie quotidienne. C'est aussi une façon de leur faire prendre conscience d'où vient la nourriture.

À la rencontre des producteurs

Le mouvement s'inscrit également dans une tendance plus marquée depuis les années 2000, pour répondre à l'attente de ceux des consommateurs soucieux de connaître l'origine des

---

134 *L'Équilibre du jardinier*, Éd. Albin Michel.

produits. Ils ont le sentiment que leur démarche satisfait davantage leurs exigences de qualité et de fraîcheur et est, à leur sens, forcément meilleure pour l'environnement. De plus, en favorisant la production locale, ils donnent du sens à leur fonction de consommateur, comme à l'acte de production, et donc accordent plus de valeur à l'alimentation[135]. Pour les personnes soucieuses de la qualité gustative et environnementale, s'approvisionner au plus près, c'est consommer dans le respect des saisons et revenir à « des valeurs sûres ». La recherche d'authenticité des produits en lien avec les terroirs revient à s'assurer de leur traçabilité sur les modes de production ou de transformation, et à manger au meilleur rapport qualité-prix. Pour les adeptes de la proximité, c'est aussi une façon de venir en aide à l'agriculture en apportant leur soutien aux petits producteurs et au développement local. D'autres agissent également en réaction aux multiples crises que connaît l'agriculture au sein du système agroalimentaire, en évitant les intermédiaires et en soutenant les producteurs.

Pour ces derniers, faire de la vente directe à la ferme, sur le marché, ou en un point de vente en ville, c'est avant tout chercher une meilleure valorisation économique de leurs produits. C'est aussi s'engager à être transparent sur ses modes de culture et à avoir des pratiques respectueuses de l'environnement. Accepter de s'expliquer sur sa façon de travailler, c'est renouer un lien de confiance avec les consommateurs, en s'obligeant à faire de la qualité et à en répondre directement devant leurs clients. Les producteurs sont ainsi influencés dans leurs pratiques pour faire en sorte que leurs discours restent cohérents vis-à-vis des consommateurs. De plus, pouvant fixer eux-mêmes leurs prix, ils ne subissent pas la pression de l'industrie agroalimentaire et de la grande distribution. Parler de leur activité et de la manière dont ils produisent devient une forme de reconnaissance de leur rôle au sein de la société. Au total, la relation avec le consommateur peut se révéler un excellent moyen de valoriser leur métier.

Outre l'ouverture d'un point de vente à la ferme, la vente directe peut s'organiser sous la forme d'une « cueillette », le plus souvent

[135] Avis de l'ADEME, Alimentation – Les circuits courts de proximité, juin 2017.

fréquentée en famille le week-end. Cette formule connaît un certain succès, surtout si elle s'accompagne d'un mode de production qui permet de s'affranchir au mieux des produits phytosanitaires. Elle a pour avantage de donner aux consommateurs la possibilité de cueillir des fruits et légumes qui mûrissent sur pied, ce qui leur donne une saveur particulière. Cueillir soi-même, c'est non seulement s'offrir l'opportunité de consommer frais et au meilleur prix, c'est aussi se relier à la terre, à la saisonnalité et vivre au rythme de la nature.

À côté des magasins de producteurs qui se sont implantés un peu partout dans et à proximité des agglomérations, il existe d'autres modèles appréciés du public et qui contribuent au renouveau des circuits courts alimentaires en France. Parmi les plus anciens, la *« Ruche qui dit oui*[136] *»*, présente dans plus de 800 villes, est connue comme plateforme numérique permettant à des producteurs de vendre à des consommateurs rassemblés en ruches. De même, d'autres mouvements, tels que *« Terre & Cité*[137] *»*, se sont créés pour rapprocher productions et consommations alimentaires locales, en fondant leur action sur un partenariat producteurs-consommateurs. De ce point de vue, le développement des Associations pour le maintien d'une agriculture paysanne (AMAP[138]) est très révélateur de cette tendance. En regroupant plusieurs producteurs, elles offrent de quoi satisfaire largement les adhérents allant des produits laitiers à la viande, en passant par les fruits et légumes. L'originalité du mouvement réside dans une relation contractuelle où les consommateurs s'engagent à acheter la production, selon un prix fixé à l'avance contre la garantie d'obtenir des produits frais, de saison. C'est aussi la garantie que les produits respectent des normes précises définies selon la charte de l'agriculture

---

[136] À la Ruche, les produits parcourent en moyenne 60 km avant l'assiette. Le producteur fixe librement son prix, 80 % lui reviennent.

[137] L'association qui comptait, fin 2021, 170 adhérents dont 18 agriculteurs, se donne pour but de valoriser les terres agricoles du plateau de Saclay en mettant en lien les acteurs qui font la vie de territoire.

[138] Créées début des années 2000, les AMAP connaissent un grand succès. Les régions les mieux représentées sont dans l'ordre l'Île-de-France, Auvergne-Rhône-Alpes, l'Occitanie.

paysanne. En s'engageant sur des achats, c'est offrir un débouché au producteur, maraîcher ou éleveur, qui a l'assurance d'avoir un écoulement de sa production sur six mois. Le mouvement compte aujourd'hui environ 2 000 AMAP, ce qui représenterait plus de 70 000 foyers et près de 300 000 consommateurs.
À ce stade, on peut aussi évoquer les Jardins de Cocagne[139], dont la mission première est d'accompagner des personnes éloignées de l'emploi par des activités de maraîchage. Ces jardins deviennent un véritable chantier d'insertion. Cocagne est aussi une philosophie de production agricole bio et en circuit court. Le mouvement qui intègre le plus souvent la filière professionnelle locale compte plus d'une centaine de structures similaires et pratique la vente directe par abonnements de paniers conditionnés, avec un réseau d'adhérents de plus de 20 000 familles. Se réapproprier des espaces délaissés pour gagner en autonomie alimentaire, en apprenant à gérer les ressources naturelles et tout en créant du lien social, est aussi le défi que se propose de relever le mouvement des Cols Verts (l'agriculture urbaine partout, pour tous). C'est ce mouvement qui a inspiré une jeune Martiniquaise pour développer l'agroécologie. Ayanna Mouflet a créé, en 2017, une ferme qui est aussi un chantier d'insertion. Elle travaille en bio et en permaculture pour produire des patates douces, de l'igname. Avec d'autres agriculteurs bio, elle fonctionne en réseau, afin de lutter contre la vie chère sur son île natale en cherchant à développer la production locale[140].

De nouvelles alternatives

S'approvisionner hors du circuit alimentaire classique de la grande distribution peut conduire les consommateurs, en zone urbaine, à imaginer d'autres systèmes pour se procurer des produits à la fois locaux, de qualité, et bon marché tout en respectant l'environnement. C'est ce qu'a fait un groupe

---

[139] Cette initiative est présentée comme la première réalisation européenne d'agriculture contractuelle de proximité. Le maraîchage est utilisé comme support pédagogique et de mobilisation pour des personnes éloignées de l'emploi. Au nombre de 100 en 2021, les Jardins de Cocagne compteraient environ 1 400 points de dépôt.

[140] https://www.ewag.fr – Ayanna Mouflet. D'Ulm à la permaculture en Martinique (pour y développer le bio), 09/12/2020.

d'habitants de Châteaufort – village de la banlieue ouest de la région parisienne – en mettant sur pied une épicerie participative doublée d'un potager, appelée « Épi ». Son objectif est de créer un mode de distribution directe et groupée, du producteur vers les adhérents, de produits locaux de qualité au prix de gros, sans marge ajoutée et avec l'idée de dynamiser le village en créant du lien social. L'Épi castelfortain compte pas moins de 125 familles adhérentes et environ 250 produits référencés. Sa formule s'étend un peu partout en France, avec près de cent cinquante en fonctionnement. Des épiceries coopératives se créent également en campagne avec la volonté de proposer des produits de qualité et accessibles à tous. Pour fonctionner, les habitants s'engagent à donner du temps, à prendre des responsabilités, avec comme objectif rendre service et valoriser les produits locaux. Lieux intergénérationnels et de convivialité, ces épiceries attirent des gens qui n'ont pas beaucoup de moyens mais veulent consommer différemment. Difficile de savoir combien il en existe en France. En 2017, un forum des épiceries d'initiative collective en avait recensé une centaine avec une concentration dans les régions Bretagne-Pays de la Loire et Auvergne-Rhône-Alpes[141].

Qu'ils soient individuels ou collectifs, les projets partent le plus souvent d'une analyse critique de la situation actuelle pour se fonder sur la « promesse de différence ». Comme l'explique Ronan Le Velly[142], ils veulent se démarquer des modes de fonctionnement des systèmes conventionnels sur leur façon de produire, et organiser différemment la relation avec les consommateurs. « Trouver une alternative au modèle agroalimentaire industriel, capitaliste et globalisé, considéré comme dominant, soutenir les petits producteurs en leur accordant un prix plus juste et qui tienne compte de leur situation, établir une relation producteur/consommateur la plus directe et qui évite les intermédiaires, ne plus subir passivement les

[141] Reportage *Ouest-France* du 20/12/2019. Ces épiceries mettent l'humain en tête de gondole.

[142] https://www.researchgate.net – Dynamiques des systèmes alimentaires alternatifs (21/12/2017), Ronan Le Velly, enseignant-chercheur en sociologie à Montpellier SupAgro.

messages de la société de consommation ». Les projets de circuits courts, d'agritourisme, de productions bio s'inscrivent assez largement dans cette problématique, et pour la plupart, visent à valoriser les produits du terroir et à établir une relation de confiance avec les consommateurs.

La croissance rapide des villes interpelle depuis déjà un certain temps sur l'approvisionnement alimentaire des populations urbaines coupées de l'origine même de la nourriture. Si accéder à une alimentation locale et durable explique l'essor des circuits courts, comme celui des jardins potagers, l'objectif prend une autre dimension au travers de multiples réalisations visant aujourd'hui à développer l'agriculture à proximité et dans les agglomérations et à intégrer des espaces voués à la production agricole dans les politiques territoriales.

En lien avec les programmes alimentaires territoriaux, cette idée a même conduit certaines villes à développer à leur périphérie une « ceinture verte » sur la base d'un projet assez original à l'exemple de Limoges Métropole : « Installer des maraîchers sur une ferme de deux hectares pour une durée de 18 ans, en leur fournissant un outil de travail opérationnel et un accompagnement, moyennant une cotisation [143] ». Pour les initiateurs, ce projet, mis en œuvre dans le cadre d'une coopérative d'intérêt collectif, veut répondre aux demandes quantitatives de la restauration collective, scolaire ou non.

---

[143] D'après un article de Julien Bigay (*Le Populaire du Centre*) publié par *Ouest-France* du 02/11/22. « Dix fermes étaient à cette période en activité ou prochainement opérationnelles à Pau, Limoges, Clermont-Ferrand, Poitiers ou au Havre. »

15 – QUAND L'AGRICULTURE DEVIENT UNE COMPOSANTE DE LA VILLE

Après plus d'un demi-siècle de développement urbain qui n'a cessé de repousser les activités agricoles hors des agglomérations, nous voici à la recherche de systèmes reconnaissant à l'agriculture une dimension et une fonction territoriales. Aujourd'hui on parle de reconnecter agriculture et alimentation pour revenir à des valeurs de proximité mais également pour « sa capacité à verdir la ville et la rendre supportable[144] ». Cette tendance s'exprime surtout au travers des projets de relocalisation de l'alimentation dans et autour des grandes zones de consommation. Une préoccupation qui n'est pas récente. Déjà en 2010, l'association « Terres en Ville » réunissait une vingtaine d'agglomérations, agissant pour la mise en place de politiques locales en faveur de l'agriculture périurbaine. Le réseau développe des actions qui se veulent adaptées aux spécificités des histoires urbaines et agricoles locales, et faire de l'agriculture une composante de la ville.

Depuis, plusieurs mouvements de citoyens militent pour la relocalisation et une plus grande indépendance alimentaire des territoires. Ils proposent d'intégrer et de soutenir le développement d'une agriculture de qualité et accessible au plus grand nombre. Il ne s'agit plus seulement de produire à la périphérie des zones urbaines mais également de réintroduire l'agriculture partout dans les villes. L'agriculture urbaine et périurbaine, un « secteur en plein boom » qui se propose non seulement de nourrir les citadins mais peut-être davantage encore « de rendre des services écologiques à la ville[145] ».

L'agriculture urbaine en plein essor

Les initiatives se multiplient en utilisant tous les types de toitures et d'espaces vacants, les terrains abandonnés à la friche et les

---

[144] Agriculture dans la ville, agriculteurs pour la ville : acteurs, pratiques et enjeux. Monique Poulot, Bulletin de l'Association des géographes français, 2013.

[145] Audrey Garric, lemonde.fr/planète/articledu28/03/29/l-agriculture-peut-elle-nourrir-les-villes.

parkings. Développer l'agriculture en ville serait un moyen de répondre à des enjeux surtout sociaux et environnementaux, comme la dégradation de la qualité de l'air et du cadre de vie, « en recréant un lien avec la nature[146] ».

Les technologies permettent aujourd'hui de produire toute l'année, presque comme en plein champ, sauf que le plus souvent les plantes poussent dans un substrat en hors-sol, en hydroponie, mais aussi dans des conditions qui peuvent générer d'autres services tels que « la rétention des eaux de pluie, le stockage de carbone et le recyclage de déchets, réduire les îlots de chaleur ». Si l'intérêt de l'agriculture urbaine est au départ sa dimension alimentaire, par certains aspects, il devient surtout sociétal et environnemental en créant des espaces de détente, récréatifs et paysagers. Comme le souligne l'Association française de l'agriculture urbaine professionnelle (l'AFAUP), de par la multiplicité de ses formes, les bénéfices qu'elle apporte aux urbains sont nombreux : « reconnecter les citoyens au vivant, créer du lien social, améliorer l'alimentation et l'autonomie alimentaires des villes, redonner vie aux délaissés urbains, les déchets, […] valoriser du foncier, végétaliser les villes[147] ».

Les modes de production très variés et très spécialisés demandent beaucoup de technicité et d'investissements ainsi qu'un temps d'adaptation à la réalité des conditions de production. Les limites sont nombreuses, comme les questions de pollution des sols, de la consommation d'énergie et d'eau ou les conflits d'usage des espaces verts. Si, en raison de la pression foncière, les toits paraissent souvent les surfaces les plus intéressantes à valoriser, ils exigent de s'assurer de leur accessibilité et de leur aptitude à supporter la charge d'une culture (pleine terre, substrat)… et à obtenir les autorisations nécessaires. C'est ce qui explique que sur les 122 sites proposés depuis 2016, en réponse aux appels à projets des *Parisculteurs*, seule une vingtaine était installée au bout de trois ans.

Des dizaines de start-ups veulent relever le défi : réintroduire l'agriculture partout en zones urbaines, en proposant de répondre

---

[146] Art. précité d'Audrey Garric.

[147] Étude de Véronique Saint-Ges, économiste, INRA, 27/11/2018, Les projets d'agriculture urbaine peuvent-ils être viables, theconversation.com.

« aux besoins des restaurateurs et des épiceries en produits frais, locaux sans pesticides, et de créer des espaces verts en villes et des emplois ». D'autres initiatives encore plus originales, comme faire pousser de la salade, des plantes aromatiques ou produire des fraises en milieu fermé dans des containers, relèvent de la haute technologie. Ces projets sont souvent portés par des personnes non issues du monde agricole qui généralement ont fait des formations supérieures en agronomie ou en management. Selon la Mairie de Paris, 30 hectares de la capitale étaient, en 2020-2021, dédiés à l'agriculture. Ainsi, à lui seul le projet du Parc des expositions de la Porte de Versailles envisage d'accueillir sur le toit du pavillon 6, une importante ferme urbaine exploitée par une trentaine de maraîchers pour pas moins de 30 espèces différentes de fruits et légumes.
Quant à agriculture verticale, le concept a fait son apparition depuis quelques années et serait déjà très développé aux États-Unis comme au Japon. En France, l'une des plus grandes fermes verticales est implantée à Château-Thierry[148]. Le modèle s'inscrit dans une démarche pour produire hors-sol, au plus près des consommateurs, sous LED, sans pesticides et fonctionnant en circuit fermé utilisant très peu d'eau. Ce mode de production implique des cultures à cycle rapide et à forte valeur au mètre carré. Expérimenté pour cultiver des plantes aromatiques et médicinales, ou des légumes et fruits spécialisés comme les tomates, fraises ou salades, la viabilité économique du modèle resterait difficile à évaluer surtout qu'il implique un imposant matériel robotique et qu'il doit composer avec une consommation énergétique très élevée[149].

Peut-elle nourrir la ville ?

Les techniques utilisées sont très variées, entre les cultures en pleine terre, dans des bacs ou sur substrat, celles en containers, en

---

148 https://www.entreprendre.fr/jungle-la plus grande ferme verticale de France 01/01/2022.

149 La flambée du coût de l'énergie, enregistrée sur 2022-2023, a fait enter le secteur dans une phase de désillusions et de doutes des investisseurs, conduisant plusieurs opérateurs à réduire ou fermer leurs activités en France, comme en Europe ou dans le monde.

hydroponie, ou celles en espace fermé qui utilisent la lumière artificielle, en y associant des technologies de pointe pour contrôler les milieux de culture. Des modes de production qui ne manquent pas d'ailleurs d'interroger certains « sur l'artificialisation la plus extrême de produits qui n'ont plus rien de terroir ».

Une agriculture urbaine en plein essor qui semble bien être à la recherche de son modèle économique. Des investissements élevés, avec des volumes de production plutôt faibles, rendent difficile de prospérer sur la seule vente des produits. Il s'agit « de produits locaux et sans pesticides de synthèse » qui en font le plus souvent une alimentation à forte valeur ajoutée, mais qui s'adresse « à des clients à haut pouvoir d'achat et des restaurateurs en quête de *saveurs spécifiques* [150] ». Les expériences relèvent pour l'instant de modèles économiques hybrides, qui paraissent devoir poursuivre d'autres objectifs que la rentabilité, par la seule commercialisation des produits de vente. Certaines se fondent sur une démarche d'économie circulaire, d'autres bénéficient d'aides des villes au titre des services écosystémiques rendus aux territoires et à leurs habitants. « Ce n'est pas la fonction nourricière que portent principalement ces projets, mais plutôt l'emploi, la biodiversité, le lien social… », précise une chercheuse de l'INRAE.

Si, comme l'explique Julien Fosse [151], biologiste, l'agriculture urbaine peut apporter des réponses utiles aux défis environnementaux auxquels sont confrontées les villes, « chiffrer son potentiel de production alimentaire reste difficile, faute de connaître les surfaces disponibles ». Néanmoins, les études scientifiques convergent : « les agricultures urbaines pourraient nourrir au maximum 10 % de la population des villes ».

La politique alimentaire territoriale

L'idée de raccourcir les chaînes d'approvisionnement en favorisant les activités de production et de consommation de

---

[150] https://www.latribune.fr/entreprises-finance/industrie/agroalimentaire- – Quel modèle économique pour l'agriculture urbaine ?

[151] Julien Fosse, Les agricultures urbaines : potentiel de développement et impacts sur l'environnement, note rédigée pour la Fabrique écologique – https://reporterre.net/L

proximité fait son chemin. C'est un axe fort de l'essai récemment publié (The Shift Project), élaboré par un groupe de chercheurs et spécialistes et présenté par J.-M. Jancovici début 2022.
On retrouve cette idée, du moins en partie, dans la loi « d'avenir pour l'agriculture et la forêt » d'octobre 2014. La politique alimentaire veut insérer l'agriculture dans le développement durable. De nombreux projets prennent corps au niveau des métropoles et des villes. Les collectivités territoriales, généralement à l'origine de la démarche, s'emploient à vouloir améliorer et relocaliser l'alimentation dans leur territoire. Les PAT (Projets alimentaires territoriaux) se veulent centrés sur les produits de saison et les circuits courts. Ces projets élaborés avec l'ensemble des acteurs de terrain notamment de l'agriculture, privilégient les circuits de proximité et l'approvisionnement de la restauration collective en produits locaux. Sans viser à une totale autosuffisance qui serait peu réaliste, sans opposer le conventionnel et le bio, et au-delà des clivages, comment parvenir à « relocaliser ce qui peut l'être » et faire coïncider au mieux l'offre agricole et la demande des habitants pour rendre l'accès de tous à une nourriture de qualité en quantité suffisante ? C'est l'objet de la politique publique de l'alimentation dont la mise en œuvre repose sur l'élaboration d'une stratégie territoriale visant à rapprocher citoyens et consommateurs, producteurs, transformateurs et distributeurs.
Sous l'égide du ministère de l'Agriculture, le gouvernement a lancé, en septembre 2018, un appel à projets pour soutenir financièrement des initiatives exemplaires ou reproductibles autour de quelques axes prioritaires, tels que garantir l'accès à tous à une nourriture de qualité, renforcer le lien entre l'agriculture et la société, en favorisant un approvisionnement de proximité, et construire des systèmes alimentaires durables ancrés localement. Cet appel a suscité 244 candidatures, dont 76 ont été présélectionnées et 31 projets retenus. Le succès de la démarche montre que l'idée d'améliorer et de relocaliser l'alimentation au niveau des territoires répond à une vraie préoccupation, et qu'elle est aujourd'hui soutenue par la plupart des partenaires privés et publics.
À titre d'exemple, le projet alimentaire territorial porté par la métropole Aix-Marseille-Provence se présente comme l'un des

plus ambitieux de France, surtout par rapport à l'objectif de relocalisation de l'alimentation. Ce projet concerne 121 communes pour un bassin de consommation de 2 millions d'habitants, où près du quart de la population vit en dessous du seuil de pauvreté. Disposant d'une agriculture qui occupe le tiers de sa superficie, offrant une grande variété de fruits et légumes, qui produit tout, sauf le lait et la viande bovine, la Provence est le premier territoire bio du pays et compte pas moins de 35 signes de qualité. Or, selon le spécialiste de la Chambre d'agriculture, Jean-Marc Bertrand[152] : « En agriculture conventionnelle, nous produisons pour l'Europe du Nord et nous consommons espagnol. En bio, nous exportons en Angleterre et importons d'Italie ».
Relocaliser la consommation alimentaire passe également par la restauration collective qui, pour l'instant, fait assez peu appel aux produits locaux. Pour la région, les enjeux sont nombreux et considérables tant sur le plan économique, social qu'environnemental, afin que les Provençaux puissent consommer les produits de qualité qui poussent à côté de chez eux. Le programme territorial s'efforce de rassembler tous les acteurs, et pas seulement en favorisant les circuits courts mais aussi en regroupant ceux qui achètent et ceux qui vendent, en vue de créer des outils capables de fonder et de faire fonctionner une filière alimentaire, solide et structurée, lui assurant un ancrage territorial. Relocaliser l'alimentation des Provençaux, un pari ambitieux qui n'est certes pas gagné mais la démarche a un grand mérite ; en rassemblant habitants-concitoyens-consommateurs, celui de vouloir concilier l'agriculture et la ville après plus d'un siècle de développement séparé et quasi exclusif en termes spatiaux !
Comment sortir d'une telle situation considérée à juste titre comme un non-sens à bien des égards ? La situation très particulière de Paris et de sa banlieue est un autre exemple. Selon les chiffres de l'observatoire de l'agriculture urbaine sur l'Île-de-France, si les données recensées témoignent d'une réelle dynamique de la région, elle reste cependant marquée par une

---

[152] Marseille-Provence-Gastronomie 2019, Quand la gastronomie nourrit l'économie, *La Tribune*, Supplément Partenaire, n° du 5 juillet 2019.

faible autonomie alimentaire (10 % pour les légumes frais, de 1,5 % pour les fruits, 12 % pour les œufs et seulement 1 % pour le lait. En revanche, elle est très largement dépassée pour le blé et le sucre). Ce qui veut dire, alors que l'Île-de-France se situe au centre d'un riche bassin de production agricole, que son approvisionnement alimentaire repose principalement sur les autres régions françaises ou les importations. Comment expliquer ce paradoxe[153] ?

D'abord, par la densité de la population en Île-de-France : le potentiel de l'agriculture périurbaine et urbaine n'est pas à la dimension du bassin de consommation que constitue la région. À un moindre degré, la plupart des grandes métropoles auraient également du mal à parvenir à l'autonomie alimentaire en s'approvisionnant exclusivement en circuits courts. Ensuite, la logique des filières agroalimentaires reste avant tout économique et peu fondée sur la proximité. Enfin, les trois quarts des achats alimentaires se font dans la grande distribution.

C'est l'avis de Nicolas Bricas, chercheur au Cirad (Centre international de recherche agronomique et de développement) qui cite le cas de Montpellier, pour expliquer que le département de l'Hérault ne suffirait pas pour nourrir la ville et sa banlieue, « même en reconvertissant toute la surface pour produire ce dont cette agglomération a besoin[154] ». Il ne suffit pas de produire du frais en fruits et légumes, il faut aussi approvisionner en céréales, légumineuses, huile, sucre et autres issus de cultures de plein champ ou des élevages.

Ainsi, l'agriculture prend place au cœur des stratégies alimentaires territoriales des grandes métropoles. Certaines, comme Nantes, Rennes, Lille, Lyon ou Strasbourg mènent depuis plusieurs années une politique volontariste avec un projet agricole favorisant les circuits courts, les pratiques respectueuses de l'environnement, encourageant les modes de distribution les plus écologiques. L'objectif de relocaliser l'alimentation

---

[153] Cf. L'appétit croissant pour l'agriculture urbaine, http://up-magazine.info/index.php:securite-alimentaire.

[154] « L'agriculture urbaine ne pourra pas nourrir les villes », *France Agricole* du 24/08/18, p. 14. Nicolas Bricas, coauteur du livre *Construire des politiques alimentaires urbaines*, Éditions Quae, 2017.

implique de s'attaquer à l'approvisionnement de la restauration collective, dans les écoles collèges, lycées, établissements de santé, entreprises… Ce qui signifie également développer la proximité au sein des filières, en mobilisant tous les acteurs : agriculteurs, transformateurs et grande distribution.
La croissance rapide des villes met à l'épreuve les systèmes d'approvisionnement alimentaire. La multifonctionnalité de l'agriculture en zone urbaine réactualise d'une façon singulière sa dimension territoriale en cherchant à recréer du lien avec la nature. À l'expérience, sa rentabilité serait toujours difficile à évaluer. « Il n'y a pas de recul, pas de robustesse sur les analyses des échecs et des réussites depuis dix ans dans ce secteur[155] ».

---

[155] Selon Xavier Laureau, gérant des fermes urbaines Les jardins de Gally – Ferme ouverte de Saint-Denis (Seine-Saint-Denis). Propos rapportés par la *France Agricole* du 28/10/22, et tenus lors des tables rondes organisées, le 18 octobre.

16 – QU'ATTENDRE DU LOCAL ?

Pourquoi aller chercher ailleurs, et parfois très loin, ce qui peut être produit à proximité ? Produire au plus près des bassins de consommation, l'idée est séduisante mais peut-elle pour autant constituer une alternative au système dominant des circuits longs ? En pratique le concept n'est pas aussi simple qu'il n'y paraît.

Ce que révèle la crise sanitaire à ce sujet

Elle a surtout été un accélérateur des transformations en cours favorisant les produits du terroir, frais, bruts et de saison, ainsi que l'approvisionnement local ou de proximité. Si, selon les spécialistes, la vente en circuit court est passée de 10 à 15 %, voire davantage selon certaines sources, la crise a également révélé de nouvelles formules, comme par exemple les paniers prêts à cuisiner, qui ont trouvé un nouveau public à côté de ceux habitués aux plats préparés, avec un développement des plateformes de livraison à domicile. De même, les points *Drive* ont explosé en vente directe comme en grande distribution. Ainsi, les ventes e-commerce des grandes surfaces alimentaires auraient progressé de près de 50 %. Si ces chiffres sont à prendre avec prudence, cette période est également un révélateur des fortes différenciations sociales. Celles-ci ont toujours existé. Mais la crise a fortement accentué les inégalités entre les classes sociales, à commencer par la part du budget consacrée à l'alimentation, ce qui ne rend pas les produits frais et de qualité accessibles à tous. Ainsi, la fréquentation des Restaurants du Cœur a explosé et le nombre de Français en dessous du seuil de pauvreté approcherait les 12 millions ! Répondre à toutes les aspirations et à tous les budgets, selon des formules qui s'adaptent au mode de vie et comportement de chaque catégorie, tel est le défi auquel devrait aussi répondre le « consommer local » ; une offre suffisamment large et pas seulement pour ceux qui peuvent se nourrir de bio ou de produits de qualité.

Cette période favorable à la vente directe et aux produits frais a aussi fait le succès de la consommation des légumes surgelés qui a connu une progression sans précédent. La cuisine industrielle et la malbouffe ne sont pas en reste, comme en témoigne

McDonald's qui en a profité pour annoncer la création de 2 000 emplois avec l'ouverture d'une trentaine d'établissements en France sur 2021.

L'enjeu des projets territoriaux

Ces projets ont pour ambition de faire des territoires les moteurs de la relocalisation de l'agriculture et d'une alimentation de qualité et locale. Ils veulent raccourcir les chaînes d'approvisionnement en favorisant la mise en relation des producteurs locaux et des consommateurs, sans forcément se limiter aux circuits courts. À partir d'une étude des besoins, cette approche est aussi l'occasion de recenser les initiatives d'agriculteurs engagés dans la vente directe, de celles qui veulent reprendre la main sur la matière première pour offrir toute une gamme de produits ultrafrais (laitage, volaille, viande...) de première transformation. Des montages se mettent en place, cherchant à mobiliser les producteurs capables d'y participer, éventuellement en créant ou en s'associant à un réseau de transformation et de distribution de proximité qui fait le plus souvent défaut.

De ce point de vue, la restauration scolaire constitue par excellence un champ expérimental du consommer local et de l'éducation alimentaire. Lieu d'apprentissages gustatifs, il donne aux enfants l'occasion de découvrir des produits et leurs modes de production, l'occasion aussi de relier ce qu'ils ont dans leur assiette à l'agriculture. C'est aussi le moment idéal pour les sensibiliser à l'équilibre alimentaire et à la réduction du gaspillage. Développer une approche locale pour favoriser des produits agricoles frais et de qualité dans les cantines scolaires, c'est également offrir la possibilité aux chefs cuisiniers et aux restaurateurs de retrouver le vrai sens de leur métier, car ils savent plus que d'autres, qu'il ne peut y avoir de bonne cuisine sans de bons produits, des produits frais et de saison. Mais pour qu'elle soit viable, cette problématique nécessite bien souvent le soutien financier des collectivités locales, pour maintenir à un niveau acceptable le tarif des repas à la charge des familles.

L'opportunité pour certaines communes, à l'instar de celle de Feneu (49), de reprendre la gestion de la restauration scolaire en intégrant l'approvisionnement local. Un assouplissement du code des marchés publics permet désormais de mieux prendre en compte les aspects qualitatifs et le cycle de vie des produits. De l'avis des responsables, « tout le monde peut faire du local, mais il faut beaucoup de volonté[156] ». Une meilleure gestion des quantités, limitant le gaspillage alimentaire et le recours aux producteurs locaux, ne fait pas forcément augmenter le budget de la cantine scolaire.

Les limites du « circuit court »

Le « consommer local » serait bon pour l'environnement dès lors que les aliments parcourent moins de distance et que, sans intermédiaire, les producteurs peuvent mieux se rémunérer. Sur le premier point, plusieurs études nuancent cette affirmation en formulant l'hypothèse que travaillant sur de faibles quantités, les circuits courts émettraient plus de CO_2 par unité de produit alimentaire que les chaînes logistiques des grandes enseignes. Concernant la rémunération des producteurs, si on prend en compte le temps passé, de la production à la vente, le gain n'est pas toujours évident. Cependant la diversification des revenus vient le plus souvent consolider le résultat de l'exploitation. La limite principale de la vente directe pour les agriculteurs est le temps. Ils doivent combiner production, commercialisation et éventuellement transformation. Mais ils n'ont pas tous la zone de chalandise pour vivre de la vente à la ferme, et les marchés physiques ne sont pas toujours faciles d'accès. En pratique, le « local » s'inscrit dans la proximité et concerne surtout les produits frais, comme les fruits et légumes récoltés à maturité et consommés rapidement pour conserver leur qualité, et peut aussi s'étendre à la plupart des produits de la ferme. Ainsi, les AMAP (Association pour le maintien d'une agriculture paysanne) élargissent leur offre de produits locaux et de saison aux produits laitiers, viandes, charcuterie, pain, farine, pâtes, confitures…

En introduisant une notion de proximité, le local se distingue du circuit court. Selon la définition officielle, celui-ci se limite à un seul intermédiaire, mais n'est pas lié à la notion de distance. Un producteur peut livrer à un supermarché sans passer par une centrale d'achat, il s'agit alors d'un circuit court. Une grande

[156] Pourquoi les cantines peinent à s'approvisionner localement ? euractiv.fr

enseigne peut donc travailler directement avec des producteurs et distribuer le produit localement mais également à l'échelle de la région ou au-delà. De même, un producteur qui pratique le circuit court peut faire de la vente à distance comme le font de tout temps les viticulteurs.
La forte spécialisation des régions agricoles a fait disparaître les ceintures vertes des villes et avec elles les zones de maraîchage et arboricoles. La spécialisation s'est faite sur des produits pour lesquels les régions ont un avantage comparatif. À part quelques exceptions, elles se limitent à trois ou quatre grandes productions. Ce qui conduit par exemple le nord de la France à aller chercher des tomates ou des salades dans le sud en début ou en fin de saison. C'est ce qu'on appelle un approvisionnement de longue distance qui se fait généralement par l'intermédiaire des centrales d'achat, « auprès de producteurs (agricoles ou industriels) qui ne sont pas forcément en mesure de vendre directement leurs produits ». Le mode de distribution des grandes enseignes crée à leur échelle une complémentarité par des flux d'échanges entre les régions, permettant d'étendre leur gamme en toute saison. Ainsi, on peut trouver dans la plupart des magasins des grandes enseignes des poulets de Loué ou de Challans, mais également des fraises du Périgord, des asperges des Landes ou encore des tomates produites en Bretagne… élargissant localement la notion même de « saisonnalité » des produits. À la différence des circuits courts dont l'activité est limitée par le volume et par la variété de leur offre, ainsi que par l'effet « saisonnalité » des produits, les opérateurs de la grande distribution (industriels et grandes enseignes) réalisent un approvisionnement à grande échelle géographique, sur une large gamme de produits qui permet d'élargir la notion de saisonnalité.

Le « consommer local » peut-il s'imposer ?
Les initiatives individuelles, citoyennes ou collectives se multiplient. Elles veulent favoriser les produits de saison, en tentant de reprendre localement la maîtrise de notre alimentation par le développement des circuits courts. Portées par les Projets alimentaires territoriaux (PAT), ces initiatives visent aussi à encourager et soutenir une agriculture durable, diversifiée, qui serait plus respectueuse de l'environnement. Les projets

alimentaires se proposent, le plus souvent, de lutter contre la pollution en réduisant le transport des marchandises et si possible d'éviter le gaspillage alimentaire. La multiplication des initiatives peut-elle avoir une influence réelle sur nos modes de consommation ? Les plus sceptiques [157] diront qu'elles se développent surtout au sein de cercles restreints « ayant le temps et l'argent de les expérimenter ». Ce mouvement peut-il susciter la naissance d'un nouveau modèle alimentaire local ?

D'abord, il n'y a pas adéquation entre la production agricole et la consommation locale en raison de la forte spécialisation de l'agriculture. De plus, l'urbanisation de la société nous a détournés des produits bruts et frais pour consommer davantage d'aliments transformés. Par ailleurs, les débouchés non alimentaires de l'agriculture sont de plus en plus variés et importants, comme dans le domaine de la chimie, des biocarburants, des textiles, de la pharmacie ou encore des matériaux de construction, au point où certains y voient un risque de concurrence qui pourrait entraver l'autonomie alimentaire des territoires. Ajoutons que si sa fonction première est bien de nourrir l'homme, l'agriculture exerce en même temps à l'égard de la société une mission bien plus large : celle d'occuper et de valoriser l'espace agricole.

Pour passer de la terre à l'assiette, la plupart des produits subissent une ou plusieurs transformations. Or, les outils de transformation alimentaire ont localement disparu, emportés par une très forte concentration du secteur. Par ailleurs, nous consommons toute l'année une diversité de produits exotiques ou de fruits et légumes à contre-saison dont certains ne peuvent être cultivés en France. Plus de 40 % des fruits et légumes que nous mangeons nous viennent de l'extérieur. Plus grave encore, la France importe les deux tiers de notre consommation de poissons. Pas si simple de donner la priorité à un poisson local, pêché sur nos côtes, plutôt que d'acheter un poisson qui a fait le tour du monde pour arriver sur nos étals ? Ce qui fait dire à

[157] Nicolas Bricas, socio-économiste, chercheur au Cirad. Entretien réalisé par la mission Agrobiosciences-INRA, le 19/11/2019. Le tout local est-il un piège ?

certains que l'autonomie alimentaire des villes est souvent une illusion[158].

Est-ce difficile de changer de mode d'approvisionnement ?

La relocalisation de l'alimentation supposerait de revenir à une diversification des productions et d'organiser des filières capables d'assurer dans la durée quantité et régularité de l'offre pour une alimentation saine et locale, accessible à tous, et notamment en répondant aux besoins de la restauration collective. À elles seules, les cantines scolaires représentent un milliard de repas par an, de la maternelle au lycée. Or, justement, leur gestion est assurée par les collectivités territoriales (Communes, Départements ou Régions). S'agissant de la nourriture des enfants, et gérée au plus près du terrain, on comprend que la restauration scolaire devienne pour la majorité des PAT l'enjeu le plus pertinent d'approvisionnement local en produits frais et de qualité. Néanmoins, certains voudraient s'intéresser plus globalement à la restauration collective qui représente un marché de 25 milliards[159] pour plus de 7 milliards de repas par an dont plus des ¾ concernent le secteur de l'enseignement (des crèches aux universités), de la restauration médico-sociale (hôpitaux, EHPAD) ou encore celui des Administrations et où le poids des approvisionnements est très important. Il semblerait pour le moins normal que des établissements relevant du secteur public ou des Administrations participent également à l'effort de relocalisation de l'alimentation, voulu par l'État. Pour le moment, le marché bio n'arrive pas toujours encore à répondre à la demande : il y a parfois des flux tendus pour les plus grosses cuisines. « Nous ne pouvons pas prendre le risque de se trouver bloquer sur les quantités[160] ». Les producteurs sont plus que jamais incités à travailler en réseau qui apparaît comme une sécurité.

---

[158] Nicolas Bricas. Entretien : Le tout local est-il un piège ?

[159] https://www.insee.fr statistique

[160] Explique un chef de cuisine en hôpital, qui par ailleurs rappelle la pression du prix par rapport à leur budget. (Lors de la 10e rencontre des cadres du réseau local d'établissements médico-sociaux et de l'éducation, tenue le 5 octobre 2022 à Terra Botanica à Angers.)

Le bon fonctionnement de la chaîne alimentaire repose sur une logistique dont on a pu mesurer à la fois l'importance et la réactivité au début de la crise sanitaire. La relocalisation de ce que nous consommons peut aussi, du moins en partie, s'organiser sur le mode de distribution des grandes enseignes, sur ce qu'on appelle les circuits longs alimentaires. La crise a fait apparaître une tendance nouvelle, celle qui voit les circuits courts se rapprocher de plus en plus de la grande distribution, et à celle-ci, de vouloir répondre aux consommateurs en demande de plus de traçabilité et de proximité avec la production. Les grandes chaînes de distribution ont bien compris l'intérêt de travailler directement avec les agriculteurs, capables de fournir les volumes nécessaires et à des prix satisfaisants pour eux, sans passer par une centrale d'achat, au risque d'ailleurs de brouiller les frontières entre circuits courts et grandes surfaces.
Depuis la crise, et au moyen de campagnes publicitaires soutenues, elles multiplient leur offre de produits du terroir, authentiques élaborés selon des méthodes traditionnelles et dans le respect de leur saisonnalité. Présentées le plus souvent par les producteurs eux-mêmes, elles savent mettre en avant à l'échelle des régions, les spécificités locales et les savoir-faire qui font la fierté des territoires. Certaines enseignes vont même jusqu'à organiser à l'intérieur de leur magasin des marchés fermiers, voulant ainsi témoigner de leur engagement à privilégier au maximum les circuits courts, et en même temps, de leur soutien aux producteurs locaux. Ce mouvement, où circuit court et supermarché s'entremêlent, pourrait, s'il se confirme, participer à un nouvel équilibre des modes de distribution alimentaire.

La « relocalisation » : à quelle échelle ?

La problématique « production/consommation » à l'échelle d'un territoire peut difficilement tourner le dos aux flux d'échanges entre régions sans parler des importations. D'où la question à quelle échelle envisager la relocalisation ? Au niveau des territoires, des régions ou au niveau national ? Certains la conçoivent même à l'échelle européenne, estimant qu'il existe une certaine cohérence entre les agricultures européennes et que la « relocalisation » peut aussi fonctionner dans une logique

d'échanges équilibrés avec des normes sociales, sanitaires et environnementales partagées !
En plaçant l'agriculture au cœur des stratégies au niveau des bassins de consommation, les politiques alimentaires territoriales se veulent porteuses d'alternatives au développement agricole local. Même si elles concernent surtout les produits frais et de saison, leur mise en œuvre cherche à connecter production et consommation. Mais on est encore loin de leur objectif premier qui voudrait « rapprocher les producteurs, les transformateurs, les consommateurs et tous les acteurs de l'alimentation, ainsi que de modifier les pratiques agricoles et alimentaires, notamment via le recours à des produits locaux et de qualité ».
Une thèse récente[161] s'interroge à partir de trois régions (Grand Est, Bretagne et Occitanie) pour savoir comment le « manger mieux » est pris en compte dans les politiques alimentaires territoriales. L'analyse comparée des politiques alimentaires des régions Grand Est et Bretagne relève que ces politiques s'inscrivent dans une stratégie de soutien aux filières agroalimentaires locales, en considérant que les produits locaux sont de qualité « par défaut », sans avoir à interférer sur les modes de production. Ainsi, pour l'auteure « les politiques alimentaires régionales donnent à voir un changement des dynamiques de régulation du secteur agricole, alors qu'elles n'ont au final qu'une action marginale ou tout du moins ambiguë sur la transformation du modèle dominant sur les territoires ». En revanche, cette même thèse note qu'en « partant des attentes citoyennes contemporaines », la Région Occitanie a défini un pacte pour une alimentation durable qui, du moins, « au niveau des discours et des écrits », entend établir une nouvelle ligne politique de l'action publique en matière de développement agricole.

[161] Jeanne Pahun, L'agriculture face aux politiques alimentaires, Université Paris-Est (2020), thèse de doctorat en Sciences politiques.

17 – LES LABELS ALIMENTAIRES : QUE DE CONFUSION !

Si les consommateurs sont plus nombreux aujourd'hui à admettre le lien entre alimentation et santé, ils auraient plus de mal à reconnaître qu'il existe aussi un rapport direct entre le prix et la qualité nutritionnelle ou gastronomique des denrées. La profusion des mentions, officielles ou non, qui règne en matière d'information des consommateurs n'est pas faite pour éclairer leur choix. Comment s'y retrouver entre les signes de qualité, indications territoriales ou de santé, marques commerciales ou certifications marketing, dans un domaine où certes, le prix ne fait pas toujours la qualité ?

Les consommateurs en forte attente de qualité veulent être rassurés sur l'origine des produits et la sécurité de leur alimentation. Ils sont invités à porter plus d'attention aux étiquettes, mais voilà, ils ont souvent du mal à les déchiffrer.

À qui faire confiance ?

D'abord, il leur faut trier dans la floraison des logos, labels et marques de toutes sortes qui garnissent les rayons de la grande distribution. L'apparition d'étiquettes parfois douteuses et l'indication d'origine pas toujours contrôlée jettent le trouble. Les imitations de signes officiels de qualité inquiètent aussi les producteurs qui, invités à une montée en gamme de leur production, doivent se conformer aux exigences d'un cahier des charges de plus en plus exigeant, et qui les soumet au contrôle d'un organisme indépendant. C'est pour eux la promesse d'obtenir leur part de valeur ajoutée au sein des filières. Comment peuvent-ils en attendre une plus juste rémunération de leur travail si les consommateurs ignorent les caractéristiques des signes officiels de qualité ?

Les appellations d'origine contrôlée ou protégée garantissent leur provenance et qu'elles ont été élaborées selon des conditions bien définies. Ces produits ont du mal à faire comprendre leur différence. Il faut en effet savoir faire la distinction entre une appellation d'origine contrôlée qui identifie le produit à un terroir, une appellation protégée, qui garantit que toutes les étapes de fabrication ont été réalisées dans l'aire géographique de l'appellation selon un savoir-faire reconnu, un label qui veut témoigner d'un niveau de qualité supérieure, la certification de conformité qui atteste d'atouts de qualité significatifs, pour enfin bien identifier le produit bio qui lui atteste de pratiques culturales respectueuses de l'environnement.

Cela demande quelques notions surtout pour ne pas les confondre avec les labels privés, les mentions ou logos des grandes marques ou distributeurs. Même si ces signes distinctifs qui se multiplient autour des notions de « durable », « équitable », « solidaires » ou du « terroir » se veulent correspondre à des critères précis et deviennent familiers, les consommateurs n'en connaissent pas toujours la signification. Comme le titrait Que Choisir, en 2016[162] : « On ne s'y retrouve plus ». À la suite d'une enquête qui se proposait de mieux cerner les attentes des consommateurs envers les appellations d'origine et à les mettre en perspective par rapport aux autres labels alimentaires, l'article concluait à un manque de lisibilité, en précisant : « Les garanties offertes par le Label Rouge et le sigle AB sont de loin les plus connues, avec un taux de reconnaissance respectif de 85 et 77 %. En revanche, seulement 58 % des sondés savent ce que recouvre l'AOC/AOP ».

Et à la question : qui vous garantit la qualité supérieure ? Alors que le Label Rouge se place en tête, l'AOC vient seulement en troisième position après la marque AB. Néanmoins, les labels officiels sont jugés plus dignes de confiance que les marques ou logos commerciaux. S'il n'existe que cinq signes officiels de qualité et d'origine, les labels « marketing » sont bien plus nombreux. Entre Origine France Garantie, Viandes de France, Élu produit de l'année, Commerce équitable ou encore Reconnu saveur de l'année, auxquels s'ajoutent les « sans quelque chose », la confusion est à son comble. La plupart se résument à une vaste opération marketing. Pour consommer responsable, il faudrait vérifier le cahier des charges. Pas évident lorsque l'on se trouve devant les rayons du supermarché, surtout que la stratégie de la grande distribution conduit à multiplier les offres sur chaque créneau[163].

---

[162] Labels alimentaires, On ne s'y retrouve plus, Que Choisir, 550, 11/2016.

[163] https://www.serengo.net/conso-futee-sy-retrouver-jungle-labels/

Face à la préférence marquée des consommateurs pour une alimentation saine, de qualité et locale qui voudrait favoriser plutôt les circuits courts, industriels et distributeurs font tout pour garder leur part de marché. Défendre la notion de « produits locaux » n'est pas évident, lorsqu'elle se noie dans les marques et logos mis en avant par les grandes enseignes qui ne présentent pas toujours les mêmes garanties de qualité et d'origine. Si la grande distribution veut préserver sa part, il lui faudra sans doute être plus authentique dans ses offres.

Quand industriels et grande distribution investissent le marché

Ainsi, depuis un certain temps, industriels et distributeurs font preuve d'imagination. Ils multiplient les initiatives visant à renforcer les logiques de proximité pour satisfaire leur clientèle. Alors comment ne pas confondre les mentions relevant du marketing et celles garantissant des produits issus du terroir, et portant un signe officiel de qualité ?

Prenons l'exemple d'un pot de moutarde bio à l'ancienne, fabriquée en Côte d'Or avec, précise l'étiquette, des graines produites au Canada et un vinaigre d'alcool d'origine européenne. Le lieu de fabrication, en l'occurrence le berceau historique de la moutarde, indique seulement que le produit a été fabriqué dans le respect de la recette. Mais il n'est pas de nature à lui garantir l'authenticité du produit (moutarde de Dijon) quand on sait les différences d'interprétation des règlements entre pays, et, pour les produits labellisés hors Union européenne, ce que signifie la règle « des équivalences ».

Autre exemple. Pas toujours aisé de distinguer un camembert, portant l'appellation « camembert de Normandie » et le « camembert fabriqué en Normandie », le premier fabriqué au lait cru, répond aux signes officiels et à un cahier des charges spécifique, alors que le second, fabriqué au lait pasteurisé, ne garantit ni l'origine ou la provenance du lait ? La production industrielle de fromage ne risque-t-elle pas de mettre en péril la production traditionnelle par une baisse de qualité et la standardisation du goût ? Les fromages ne sont pas le seul exemple. Fait-on la différence entre un poulet Label Rouge IGP Bretagne et un poulet standard estampillé Produit en Bretagne ?

Sur un autre plan, les associations de consommateurs ont raison de s'inquiéter des risques d'une trop grande concentration des marques alimentaires par une dizaine de multinationales. Elles influencent ainsi directement ce que nous mangeons. Ce phénomène expliquerait à lui seul l'explosion des aliments ultra-transformés, phénomène qui éloigne de plus en plus le contenu de nos assiettes des matières premières agricoles. Faire des aliments en grand volume, standardisés, de longue conservation, nécessite l'emploi d'additifs et d'ingrédients issus de la chimie. Ce qui commence à interroger les scientifiques. Selon certains, les aliments ultra-transformés représenteraient déjà en France entre 36 et 40 % des calories que nous ingérons !

Dans son numéro de novembre 2019, Que Choisir prenait l'exemple des mueslis[164]. Si la plupart des céréales du petit déjeuner ont l'image des produits trop sucrés et bourrés d'additifs, les mueslis font figure d'exception, sauf qu'ils ne se valent pas tous. À l'inverse du muesli floconneux peu transformé, sans sel, sans matière grasse, ni sucre, certains mueslis croustillants comportent des céréales « extrudées » avec l'ajout de matières grasses. L'occasion de rappeler que le fait de « pulvériser l'aliment change sa matrice » et donc que le processus d'ultra-transformation a un impact nutritionnel, et une façon aussi de dire qu'en la matière « les produits les meilleurs sont souvent les plus simples ». Alors, attention aux étiquettes trop longues où la traçabilité de l'ingrédient principal fait encore défaut. Plus il y a d'ingrédients, plus il y a de risque de se trouver en présence d'un produit ultra-transformé, expliquent les spécialistes. Hélène Laurendeau, nutritionniste, ne manque aucune occasion de rappeler que la valeur d'un produit est liée à sa fraîcheur et à son goût. Lorsqu'il est cuisiné, « il ne faut pas le transformer outre mesure, au risque de lui faire perdre son identité[165] ».

À ce propos, le livre *L'Empire de l'or rouge* de Jean-Baptiste Malet n'est pas de nature à nous rassurer. En racontant l'histoire

---

[164] Mueslis Tous ne sont pas sains, Que Choisir, 585, novembre 2019.

[165] Chronique de Philippe Mollé du 23/07/2016 : Hélène Laurendeau dénonce l'abus du marketing dans le secteur de l'alimentation.

du capitalisme globalisé, il nous révèle la dernière recette de la tomate d'industrie (31 % de concentré, 69 % d'additifs) ; tomate dont il est difficile d'en connaître l'origine, sauf qu'il s'agit bien d'un concentré d'importation. Pour que les étiquettes aient un sens, il faudrait qu'en la matière, les normes soient plus strictes et appliquées de la même façon. Ce qui soulève une question plus générale à propos, par exemple, de nos importations de fruits et légumes bio venant des pays tiers ; celui de la certification AB et de l'application du principe d'équivalence. Les organismes certificateurs agréés par l'Europe seraient localement trop tolérants avec des cahiers des charges, déjà moins rigoureux qu'en France.

De quoi déboussoler le consommateur, surtout que les grandes surfaces lui offrent des gammes de produits « de sans quelque chose » dans lesquels s'engouffrent transformateurs et distributeurs. Le terroir, dans toutes ses versions, est devenu un business rentable, même si cette stratégie pèse peu au niveau des ventes des marques de distributeurs. L'image qu'elle renvoie est rassurante. Mais il y a du chemin à parcourir avant que l'ancrage territorial des grandes enseignes exerce une réelle influence sur le revenu des producteurs agricoles.

Une image « galvaudée » au détriment des producteurs !

L'apparition d'une multitude d'appellations a brouillé l'image des produits sous labels officiels. La filière vitivinicole en est un bel exemple. À l'origine, les appellations voulaient protéger les produits de qualité issus des grands terroirs et le savoir-faire des vignerons qui produisent des vins d'excellence. Or, sous la pression des lobbies et de la grande distribution qui ont imposé leurs standards, les appellations d'origine deviennent un vaste « fourre-tout » où l'on trouve des « vins bien faits mais trop souvent sans âme ». À tel point d'ailleurs, que notre pays a de plus en plus de difficultés à satisfaire la demande en vins sans indication d'origine sur son propre marché.

À l'occasion des foires aux vins et des fêtes de fin d'année, il est fréquent de trouver des vins IGP et même des AOP à moins de 2,50 euros la bouteille. Quand le prix est le seul critère d'achat, la qualité n'y est pas fatalement. Comme le fait observer Que Choisir : « Il suffit de parcourir les rayons des grandes surfaces pour mesurer l'ampleur du désastre ». Le secteur des vins n'est pas le seul où s'installent des pratiques de nature à tromper les consommateurs.

Dernièrement Lactalis a voulu lancer, pour finalement y renoncer, un fromage bleu de brebis fabriqué industriellement au lait pasteurisé en Aveyron, utilisant des codes couleurs similaires du bleu de brebis, le rapprochant ainsi de son propre roquefort Société qui est une AOP[166]. Ce dernier, produit dans le respect d'un cahier des charges qui définit une zone de production, garantit une qualité de fromage au lait cru, affiné dans les caves du village de Roquefort et un prix payé au producteur. Le président des appellations d'origine laitière déplore ces dérives, « aujourd'hui le camembert, demain le roquefort comme les autres AOP, risquent bien de perdre leur âme » !

Justement, c'est bien la grande question, celle qui a agité la zone d'appellation du « camembert de Normandie ». Pour mettre fin à la querelle entre le « fait au lait cru », avec cahier des charges, et le camembert « fabriqué en Normandie » selon la recette industrielle sans cahier des charges et au lait pasteurisé, les deux filières s'étaient mises d'accord sous l'égide de l'INAO (Institut national des appellations d'origine) pour créer une grande AOP d'ici 2022. Mais cette nouvelle appellation qui se voulait synonyme de montée en gamme avec davantage de vaches normandes, comporterait deux produits : un premier niveau d'appellation « Cœur de gamme », fait au lait pasteurisé mais devant répondre à un cahier des charges, et le « véritable » camembert de Normandie au lait cru avec un cahier des charges beaucoup plus contraignant. Après deux ans de discussions, la procédure de validation au niveau de l'INAO a échoué. Cette appellation élargie risquait tout simplement d'induire les consommateurs en erreur en « garantissant seulement que le fromage a été fabriqué dans une usine normande mais pas nécessairement à base de produits de la région[167] ». L'absence d'accord signifie que les industriels ne peuvent plus utiliser sur

---

[166] https://www.ouest-francedu11/04/2019 – Face au roquefort industriel de Lactalis, le bleu de brebis AOP serait-il en danger ?

[167] https://bfmtv.com 16/06/22 : Guerre du camembert : pourquoi la mention « fabriqué en Normandie » est condamnée à disparaître ?

leur fromage la mention « fabriqué en Normandie ». L'idée d'harmoniser les cahiers des charges des appellations d'origine pour intégrer des engagements supplémentaires, en matière environnementale et de bien-être animal, ne risque-t-elle pas d'estomper encore davantage ce qui fait leur spécificité ?
Promouvoir nos produits de qualité *Made in France* hors de nos frontières se heurte également à la concurrence étrangère où il faut se défendre contre les imitations et usurpations. Les grandes maisons de champagne en ont fait la cruelle expérience. Elles ont dû pendant des années unir leurs efforts pour obtenir à ce que de nombreux pays, comme l'Australie, le Canada et l'Afrique du Sud cessent d'étiqueter « champagne » leurs vins pétillants.
L'enjeu est de taille pour les produits sous appellation contrôlée ou indication géographique, au moment où est observée depuis quelques années une tendance à se fier plus à des produits vendus en circuits courts, sans appellation, qu'à des produits labellisés. Récemment, le ministre de l'Agriculture appelait les consommateurs à faire preuve de « patriotisme économique » lorsqu'ils font leur course. Mais faut-il encore que l'étiquetage leur permette d'identifier l'origine des produits, alors que les emballages sont trop souvent truffés d'indications équivoques.
L'abus du marketing et le manque de clarté de l'étiquetage nutritionnel sont souvent dénoncés. Les signes de qualité ne seraient pas toujours à la hauteur de ce qu'ils prétendent, mais comment promouvoir et défendre cette notion, alors que le goût est devenu secondaire !

18 – LE BIO TIENT-IL SES PROMESSES ?

Après avoir connu une progression annuelle à deux chiffres sur plusieurs années, allant même jusqu'à 23 % en 2018, le marché bio s'est retourné sur l'année 2021. Selon les études de l'institut IRI (société d'analyse et d'études de marché), les ventes en grande distribution auraient enregistré un recul de plus de 3 % en valeur sur l'année. Après avoir été à la peine par rapport à l'évolution de la demande, la production se trouve d'une manière inattendue en surcapacité dans certaines filières comme les œufs et le lait. Ce fléchissement des achats de produits bio s'expliquerait par le contexte inflationniste qui pèse sur les coûts de production et se répercute sur les prix de vente, alors que les consommateurs veulent préserver leur pouvoir d'achat. Cette situation met en difficulté la production fortement incitée depuis plusieurs années à se convertir au bio. Le contexte pèse lourdement au point d'accélérer la déconversion d'agriculteurs qui avaient misé sur le bio. Début 2022, la question est de savoir si ce repli est conjoncturel ou si la consommation repartira, une fois sortie de la période inflationniste.

Évaluée à 13,2 milliards en 2020, la consommation représente 6,5 % des dépenses alimentaires des ménages, hors restauration collective. Selon les données de l'agence bio, plus de 9 Français sur 10 déclaraient, en 2018, avoir consommé des produits biologiques et près des trois quarts en achèteraient au moins une fois par mois. Le marché est pour les deux tiers d'origine France. La production a plus que doublé en cinq ans, avec une augmentation constante jusqu'en 2022 du nombre d'exploitations bio, soit 53 255, couvrant aux alentours de 9,5 % des surfaces agricoles utilisées. On est cependant encore loin de l'objectif fixé par le gouvernement d'atteindre les 15 % en 2022. Comparée aux autres pays de l'Union, si la France est en retard par rapport à des pays comme l'Autriche et la Suède qui consacrent près du quart de leur surface agricole au bio, elle se situe aujourd'hui parmi les premiers producteurs du marché européen.

Le bio n'est plus un phénomène de mode. Manger bio serait plus sain[168]. C'est aussi vouloir se préoccuper de l'environnement tout en recherchant plus d'authenticité dans nos aliments. Si les attentes des consommateurs se diversifient, préserver sa santé et bien se nourrir demeurent les principales motivations. Ainsi que le révèle l'enquête réalisée début 2019, par l'Agence Bio, les motivations peuvent être différentes suivant les âges. Alors que les jeunes générations s'intéressent au bio pour des « raisons éthiques et de bien-être animal », leurs aînés veulent préserver leur santé en recherchant des aliments de qualité et goûteux.

Cependant, à en croire les chercheurs, l'avantage indiscutable du bio tient dans l'interdiction des pesticides et engrais de synthèse, ce qui ne signifie pas sans pesticides, puisque certaines substances « naturelles » (comme la bouillie bordelaise ou les engrais à base de guano) sont autorisées. De même le bio limite fortement l'emploi des additifs (47 sur les 390 autorisés par l'Union européenne). Sont également interdits pour les aliments transformés, les exhausteurs de goût et les arômes chimiques.

Plusieurs études, parmi les plus récentes, confirment que la consommation d'aliments bio réduit l'exposition aux pesticides. En revanche, côté nutritionnel, la différence ne sauterait pas aux yeux, des « différences certaines mais ténues ». Selon une revue publiée en 2017, citée dans Le meilleur du bio[169] : « Les liens entre alimentation bio et santé sont insuffisamment documentés par les études épidémiologiques », surtout que l'effet de l'alimentation sur notre organisme s'opère tout au long de la vie, et est intimement lié à nos habitudes et à notre hygiène de vie.

Rendre le bio accessible au plus grand nombre

Face à un marché en plein développement, la grande distribution et les industriels n'ont pas tardé à s'investir pour développer l'offre et prendre leur part de marché. Ils promettent de

---

[168] Le label bio signifie avant tout que son producteur n'a pas utilisé de pesticides et d'engrais chimiques et qu'il assure une alimentation de son cheptel avec un recours limité aux traitements vétérinaires et un respect du bien-être animal.

[169] Le Meilleur du Bio, *60 Millions de consommateurs*, Revue publiée par l'Institut national de la consommation, n° 199, hors-série, Spécial BIO-juillet-août 2019.

démocratiser le bio en le rendant accessible au plus grand nombre. En 2019, les grandes et moyennes surfaces réalisent déjà près de la moitié des ventes de produits bio consommés en France. Les magasins spécialisés arrivent derrière, avec environ un tiers des ventes. Les circuits courts qui représentent environ 15 %, notamment en vente directe par les producteurs eux-mêmes à la ferme ou sur les marchés, sont surtout présents dans les secteurs des fruits et légumes, du vin et dans une moindre mesure des viandes, notamment de volailles. Le bio devient un argument marketing de poids, et incontestablement l'image des produits du terroir est très porteuse, comme celle des producteurs eux-mêmes qui n'a jamais été autant mise en avant.
La place prise par la grande distribution commence à inquiéter les pionniers du mouvement, qui craignent de voir la production s'écarter de la philosophie d'un bio cultivé en pleine terre, sous le soleil, par des petits producteurs. Si on l'éloigne du sol, ce n'est plus une agriculture de terroir qui donne au produit l'identité et les qualités d'un lieu donné. Le débat sur le chauffage des serres a fait craindre un risque d'industrialisation du bio, au mépris de ses valeurs « de respect des saisons et de la terre », pour défendre la santé et l'environnement.
La période au cours de laquelle le secteur a affiché une bonne santé a été celle où les magasins spécialisés et les rayons bio des grandes enseignes se sont multipliés. Nombre de questions n'ont pas tardé à se poser, tant sur la qualité ou l'origine des produits, que sur les prix. De leur côté, face à des montagnes de promesses, les consommateurs sont parfois déroutés pour faire des choix en conscience. Quant aux producteurs, ils craignent surtout la pression sur leurs prix, et s'inquiètent de voir déjà certaines enseignes vendre, par exemple – en cas de surplus – du lait bio quasiment au prix du lait conventionnel. Les plus orthodoxes, ceux qui restent attachés aux fondamentaux sur lesquels ils se sont engagés, craignent que l'on en arrive assez rapidement à des dérives. L'exemple des fraises et tomates d'Espagne produites sous serres, sans rotation des cultures, sur des sols pauvres qui doivent être régulièrement désinfectés, relève de ce qu'ils dénoncent. Dans ce type de production, le lien avec la terre est plus artificiel, et en définitive on est plus près du hors-sol. Que devient alors l'idée de départ du bio, fait de la façon la plus

naturelle en valorisant les potentialités des sols, en pratiquant une rotation des cultures, en s'en remettant au climat et à la météo, sans apport de la chimie pour offrir aux consommateurs des produits frais, cueillis et récoltés à maturité, avec toute leur saveur ?
Faire du bio à grande échelle aura forcément des répercussions. En particulier, il peut conduire à des accommodements qui nous éloignent de ses principes originels ; de ce bio qui nous promettait des produits sains et bons, développés autour d'un modèle basé sur « le refus du productivisme agricole et de l'utilisation de pesticides et d'engrais[170] ».
S'ils ont pour objectif de répondre à l'attente des consommateurs, les producteurs bio espèrent aussi des prix plus rémunérateurs. Mais là encore, le pari n'est pas gagné. C'est ce qu'explique un maraîcher récemment installé en bio : « Aujourd'hui, tout le monde veut manger bio, mais il faut qu'il soit peu coûteux, que les légumes soient nickel, sans vers… ça, ce n'est pas possible. »
Faire de la qualité en bio, ou sous label, justifie des prix plus élevés, car les coûts de production ne sont pas les mêmes. Comparés au conventionnel, les rendements sont inférieurs et la main-d'œuvre plus élevée. Comme l'écrit *60 Millions de consommateurs*, le bio doit-il aujourd'hui renoncer à ses fondamentaux pour être à la portée du plus grand nombre ?

Quand le prix… et la qualité sont en question

Au cœur de la stratégie des grandes enseignes, le bio « fait son entrée dans la fameuse guerre des prix qu'elles se livrent » et déjà début 2019, selon le syndicat regroupant des transformateurs et réseaux de distribution (Synabio), les entreprises agroalimentaires « se sont vu réclamer des baisses de tarifs par la grande distribution avant toute discussion lors des négociations commerciales de début 2019[171] ». Vouloir offrir du bio, en mettant l'accent sur les circuits courts et le local, pour contractualiser avec des producteurs, risque fort d'avoir des effets sur la qualité et assez rapidement sur la rémunération des

[170] https///www.bfntv.com/economie/bio, La guerre entre les magasins spécialisés et la grande distribution est ouverte, 24/11/2019.
[171] Que Choisir, n° 580, mai 2019. Étude de comportement *Vous et le bio.*

producteurs. Si, durant une période, le marché a été plutôt favorable à ces derniers, en raison d'une demande supérieure à l'offre, période qui assurant l'équilibre du marché garantit aux producteurs des prix corrects par rapport à leur coût, il n'en est plus de même avec des surplus de production. L'année 2021 avait déjà connu une crise où certains opérateurs avaient dû écouler une partie du bio, en lait et œufs, au prix du conventionnel et où des producteurs découragés renonçaient au bio et repassaient au « conventionnel ». Ce nouveau retournement observé début 2022 fait craindre aux producteurs une perte de lisibilité, en raison d'un attrait renforcé pour le local au détriment du bio, et une multiplication des labels.
Par ailleurs une production de masse risque bien de tirer la qualité du bio vers le bas, et amener la grande distribution à écraser les prix. Concernant ces derniers, certains redoutent tout simplement de voir s'installer le même schéma qu'en production conventionnelle ; celui qui a permis aux grandes enseignes de s'octroyer des marges élevées tout en exerçant une forte pression sur les prix payés à leurs fournisseurs industriels et producteurs agricoles. Déjà, début 2019, UFC-Que Choisir relevait que les marges brutes de la grande distribution, sur certains fruits et légumes, étaient « en moyenne deux fois plus élevées pour les produits bio que pour ceux issus de l'agriculture conventionnelle ». Toutefois, le cas des fruits et légumes n'est pas forcément le meilleur exemple, pour dénoncer les marges de la grande distribution en raison des pertes plus importantes sur le bio qui se conserve moins bien sur les étals. Rien d'étonnant cependant pour l'auteur de La Tribune publiée le 23/08/2019, sur le site de *Libération*[172] ; faut-il craindre de voir la grande distribution manger le bio : « Elle commence à négocier les prix avec les agriculteurs qui pensaient que le rapport de force était en leur faveur… Ce n'est plus le cas. Faute d'une production suffisante, les agriculteurs français sont mis en concurrence avec leurs collègues de l'Europe de l'Est… Le temps où ils fixaient leurs propres prix approche de la fin… »

[172] Article de Frédéric Denhez, journaliste, chroniqueur, auteur du livre *Acheter Bio, À qui faire confiance ?*, Éd. Albin Michel, 2019.

Avec la croissance du marché, l'offre en bio s'est étoffée. La grande distribution qui représente déjà près de la moitié du marché se lance dans l'ouverture de magasins de petite taille totalement dédiés au bio développée sous leur propre marque (MDD). Dans le même temps, les enseignes spécialisées se présentent sous une variété de statuts dans lesquels peuvent s'immiscer des groupes ou sociétés d'investissement. Ainsi, certains réseaux spécialisés, parmi ceux qui ont été les premiers à se lancer dans le bio, sont entrés, ou se sont rapprochés des grandes enseignes (Naturalia avec Casino, Les Comptoirs de la bio avec Intermarché), alors que d'autres, comme la Vie Claire et Bio C'bon, sont aujourd'hui détenus par des fonds ou sociétés d'investissement. Ces derniers ne le font certainement pas par conviction, mais davantage pour des raisons économiques, avec le risque d'imposer le modèle qui a tant fragilisé les producteurs agricoles. Le bio devra-t-il tourner le dos à ses principes pour séduire le plus grand nombre, grâce à la publicité et au marketing, en allant vers des produits standardisés, de devenir sans goût, et en rognant sur les prix, d'abord sur ceux payés aux producteurs ? Dans son numéro spécial bio, l'Institut national de la consommation consacrait un dossier à ce sujet, intitulé « Les dérives du bio ». En sous-titre, « Main basse des grands groupes sur les prix et… la qualité », il montrait comment depuis peu, les distributeurs inondent le marché et placent désormais les agriculteurs sous pression. En mettant l'accent sur le local et les circuits courts, la stratégie développée par les grandes enseignes peut aller de la contractualisation avec des producteurs, à l'implantation d'un réseau de fermes urbaines. En quête de renouveau, la grande distribution se hâte de se convertir à l'agriculture urbaine[173].

---

[173] À l'instar d'Auchan, qui a construit un potager de 6 000 m^2 près d'un magasin à Mérignac (Gironde). En octobre 2018, Auchan annonçait son intention de mettre en production des centaines d'hectares à proximité d'une cinquantaine de supermarchés partout en France. Son objectif : récolter des *« fruits et légumes de saison, autant que possible bio, vendus sur place, dans les points de vente les plus proches, avec la création d'une marque spécifique pour mettre en avant cette production »*. https://www.wedemain.fr/ La grande distribution mise sur l'agriculture urbaine.

Les situations peuvent varier dans le temps et rapidement, et selon les productions avec la crainte, soit de ne pas pouvoir répondre à une demande en constante augmentation, ou soit au contraire, d'une surabondance de produits, après les reconversions opérées par vagues. Pour certains secteurs, comme les fruits et légumes, l'offre s'élargit avec le risque de saturation sans avoir la certitude que la demande suivra « au prix de rémunération nécessaire à la valeur de production bio[174] ». Même observation concernant le blé destiné à la meunerie, avec une progression de plus de 30 % des surfaces, entre 2017 et 2018, la vague de conversions a provoqué un afflux de marchandises qui calme la croissance des prix. S'il faut assurer les volumes, l'équilibre est fragile comme on l'a déjà vu en 2018 avec le lait, et en 2019, pour les poires Guyot, où il a fallu, faute d'une demande suffisante, déclasser des volumes en conventionnel. Pour les viandes, si la demande progresse sur l'ensemble des espèces, les professionnels restent « prudents pour mesurer le niveau réel de la consommation ». De plus, en viande bovine, la dynamique du marché porte « surtout sur les produits transformés de type steak haché » tandis que persiste « la problématique de valorisation des pièces nobles[175] ».

Un sondage Cniel-Kantar, sur la période de mai 2021 à juin 2022, voulait mesurer la confiance des consommateurs par rapport aux produits laitiers bio ; à ces « produits issus d'une agriculture sans pesticides, sans engrais chimiques de synthèse et sans OGM ». Le baromètre constatait une baisse de l'ordre de 8 % des actes d'achat sur les produits laitiers bio, tout en relevant un intérêt marqué des trois quarts des Français pour ces produits. Un communiqué du Cniel – Centre national interprofessionnel de l'économie laitière – de septembre 2022 posait alors la question : les produits laitiers bio peuvent-ils séduire à nouveau les Français ? Voulant comprendre les raisons de cette rupture dans l'historique de consommation des produits laitiers, le sondage montre que pour la très grande majorité des personnes

[174] Daniel Sauvaître, secrétaire général de l'interprofession des fruits et légumes (*La France agricole* du 27/11/2019).

[175] Selon Interbev, *La France agricole* du 27/11/2019.

interrogées, le prix du bio reste déterminant, alors que la production conventionnelle s'est améliorée.
Le prix est encore l'un des principaux freins à la consommation. Le monde de la distribution s'interroge sur l'opportunité de faire évoluer l'offre pour prendre en compte les enjeux sociétaux, ce qui pourrait se traduire par une segmentation plus prononcée de l'offre et une augmentation des exigences. Pour les producteurs, la crainte d'une pression sur les prix est très présente, d'autant que si les distributeurs comme les industriels les considèrent trop élevés, ils ont toujours la possibilité de s'approvisionner sur le marché européen. Certes, le cahier des charges du label bio Eurofeuille est sans doute respecté, mais certains pays sont parfois éloignés de l'esprit du bio que voulait privilégier la production française.
Dans son livre *Les Dessous de l'alimentation bio*, Claude Gruffat, l'une des grandes figures du bio et ancien président de Biocoop, relève à partir d'une enquête, faits et chiffres à l'appui, les dérives actuelles du bio. Pour lui, il faut rejeter son « industrialisation » ou toute forme de production intensive, et il invite à rester exigeant pour « ne pas faire du bio le nouveau conventionnel ».

Répondre à de nouvelles exigences

Par rapport aux enjeux du futur, certains suggèrent d'améliorer le modèle, en le faisant évoluer vers un bio « plus » qui intégrerait davantage les aspects environnementaux, sociaux ou éthiques. Il pourrait s'agir d'aller vers un label plus rigoureux de nature à éviter les dérives pour rassurer les consommateurs. Dans cette hypothèse, il deviendrait plus contraignant pour les producteurs et aurait forcément des répercussions sur les prix. Or, une valeur ajoutée complémentaire, à supposer qu'elle crée la différence et apporte un gage de qualité, doit être vérifiable aux yeux du consommateur, surtout si elle vient justifier un surcoût. Par ailleurs, les labels ne sont pas suffisamment connus ou explicites et pas toujours faciles à différencier des marques commerciales ou autres logos. En rajouter un « qui va plus loin » ne les fera pas disparaître, alors que les consommateurs ont déjà actuellement du mal à se retrouver « dans la jungle des labels bio ».

La nouvelle réglementation de l'Union européenne, entrée en application depuis janvier 2022, prévoit surtout un renforcement des contrôles sur les importations en provenance des pays tiers. S'ils proviennent de pays ayant mis en place des normes de production comparables à celles de l'UE, ils bénéficient d'une équivalence, sans davantage de vérifications sur place, alors que des anomalies ont pu être établies par le passé. Toutefois, la règlementation européenne promet un durcissement des contrôles à l'arrivée en Europe. Par ailleurs, cette nouvelle réglementation pose le principe d'un étiquetage, clair et fiable, sur l'origine des matières premières agricoles. Elle apporte également des changements pour l'élevage bio, en particulier concernant l'engraissement des bovins adultes en bâtiment, ainsi que sur certains critères d'accès à l'extérieur pour les animaux, toutes espèces confondues, pendant les périodes de pacage.

Dans un souci d'harmonisation des pratiques, la réglementation européenne interdit la production hors-sol et rend obligatoire la mention de l'origine régionale (et non locale) des matières premières sur l'étiquette des produits transformés. En revanche, alors que la France a plutôt cherché à se préserver de la course à l'agrandissement, en maintenant des élevages bio à taille humaine, Bruxelles n'impose toujours pas de limite de taille des ateliers. Cet exemple montre bien que tous les États sont encore loin de partager la même philosophie du bio. À ce sujet, le cas de l'Autriche devrait faire réfléchir. Devenu le second producteur du monde, le pays s'est un moment trouvé en surproduction par manque de consommateurs, alors que Bruxelles lui reprochait d'appliquer de manière trop laxiste les règles européennes, au point de menacer de lui retenir une part importante des aides bio. Théoriquement, s'agissant des signes officiels (AB et Eurofeuille), tous les pays membres sont censés appliquer le même cahier des charges. À côté des certifications qui offrent les mêmes garanties que le bio (Bio Cohérence, Demeter ou Nature & Progrès), mais se veulent plus exigeantes sur certains points, d'autres signes ou marques (Développement durable, Agri-éthique France, Bio Partenaire…) voulant présenter une offre différente continueront de s'afficher. Ainsi, dans les rayons vont coexister de nombreux signes de qualité fondés sur différents critères, ceux auxquels généralement les consommateurs sont les

plus sensibles, comme le bien-être animal, l'origine locale, zéro pesticide… Le paysage n'est pas près de s'éclaircir et il faut être fortement averti pour choisir en parfaite connaissance de cause.
Les consommateurs devraient voir apparaître avant 2026 une nouvelle affiche le « Planet Score » (pesticides, biodiversité, climat), que la loi Climat a prévu d'apposer sur tous les produits alimentaires. Conçue dans l'esprit de Nutri-Score et soutenue par les agriculteurs bio, elle le serait également par les distributeurs et industriels, et est développée par l'Institut technique de l'agriculture biologique.
En attendant, comme l'écrit Gil Rivière-Wekstein « le marketing bio fonctionne de mieux en mieux, avec de sempiternelles fausses promesses et des prix qui se portent bien[176] ». Dans son livre *Bio. Fausses promesses et vrai marketing*, il invite les consommateurs à garder l'esprit critique, car le label bio est loin d'être parfait puisqu'il « ne prend en compte ni l'aspect social, ni l'aspect éthique (ne pas faire venir des fruits et légumes de l'autre bout du monde) ». La question d'un label plus exigeant devient encore plus compliquée au moment où des start-ups imaginent d'utiliser les technologies du futur pour produire en milieu urbain du bio hors-sol, sur des toits ou dans des fermes verticales en verre ; techniques déjà expérimentées sur des productions maraîchères mais en complète contradiction avec la philosophie fondatrice du bio.

[176] *Agriculture et environnement*, n° 183, septembre 2019.

IV

PRÉSERVER L'AGRICULTURE POUR SAUVER NOTRE MODÈLE ALIMENTAIRE

19 – UN SYSTÈME ALIMENTAIRE EN TRANSITION

En lien avec l'urbanisation et les modes de vie, et porté par les progrès technologiques, notre système alimentaire s'est complètement transformé. Le modèle agricole sur lequel s'est adossé le système alimentaire industriel a dû s'adapter. Ce qui se traduit par de profonds changements dans les modes de production agricole au prix d'une homogénéisation et d'une intensification des systèmes de cultures et d'élevage. Cette évolution a entraîné une forte spécialisation des exploitations et des régions au détriment de la diversité, d'autant plus forte que les efforts d'amélioration génétique se sont surtout concentrés sur un nombre restreint de variétés ou d'espèces. Sous la pression constante de l'agroalimentaire et de la grande distribution, cette évolution a surtout permis d'abaisser le prix de la nourriture.

La stratégie modernisatrice soutenue par la politique agricole a bénéficié d'un contexte favorable, en particulier de diminution du coût de l'énergie et des transports. Le paysage agricole français s'en est trouvé profondément modifié. Selon les chiffres du recensement agricole, entre 1960 et 2010, le nombre d'exploitations agricoles a été divisé par quatre et le nombre d'agriculteurs divisé par dix. Durant cette période, les gains de productivité n'ont cessé de croître, se traduisant par une augmentation constante des rendements et de la production agricole globale, générant une baisse importante des coûts de production. Plusieurs éléments ont peu à peu mis en cause cette stratégie, comme le niveau d'endettement moyen des exploitations, la baisse du revenu des agriculteurs (malgré les aides publiques importantes), et l'impact environnemental du secteur.

Après avoir été autosuffisante, productiviste et compétitive pour être ensuite livrée aux marchés mondiaux, la France a fait le choix de la maîtrise de la production et de la qualité, en optant clairement pour la montée en gamme de l'agriculture, favorisant notamment le bio et autres appellations. Au niveau européen, et dans sa dernière version, la politique agricole commune (PAC) se prononce pour une agriculture plus vertueuse, avec moins d'engrais et moins de pesticides, en prenant le risque de produire moins, mais d'une production qui risque de coûter plus cher selon l'avis de spécialistes.

Pendant que les agriculteurs étaient incités à entrer dans la modernité, la distribution alimentaire s'est également modernisée. Le commerce de détail a disparu des villages, et de la plupart des centres-villes, pour laisser place à la grande distribution qui peu à peu s'est concentrée, offrant en un seul point de vente l'ensemble des produits de grande consommation. Pour la plupart des denrées agricoles (sauf pour certains produits très spécifiques comme le vin), la vente directe par les producteurs, sur les marchés ou à la ferme, ce qu'on appelle aujourd'hui les « circuits courts », a quasiment disparu pour réapparaître depuis maintenant une vingtaine d'années et s'affirmer récemment avec les périodes de confinement.

Dans le même temps, les modes de consommation se sont diversifiés. La grande distribution a su accompagner la phase d'urbanisation du pays en s'implantant au plus près des bassins de consommation, dans des espaces uniques, de quoi satisfaire en un minimum de temps les besoins les plus variés de la clientèle, tout en sachant adapter l'offre aux différentes zones de chalandise. Dans ce schéma, l'industrie alimentaire valorise les matières premières agricoles, comme les céréales, légumineuses, betteraves ou canne à sucre et viande produites par la « grande agriculture », pour fabriquer des aliments à grande échelle et répondre au meilleur prix aux besoins d'une population vivant principalement dans ou autour des agglomérations. Rappelons que 70 % des productions végétales et animales sont transformées.

Aujourd'hui, le « manger mieux pour produire mieux » veut associer les enjeux de l'agriculture à ceux de l'alimentation. Toutefois, la problématique plaiderait plutôt pour de nouveaux liens entre consommation et production de la nourriture, qu'elle soit issue directement de l'agriculture ou des processus industriels. Cette approche devrait donc en toute logique ouvrir la voie à deux axes d'évolution majeure : l'une concernant l'industrialisation de la nourriture, l'autre la production agricole.

Un degré élevé de transformation industrielle

En insérant son activité dans les filières agroalimentaires, l'agriculture produit surtout des matières premières pour les industries de première transformation qui utilisent les produits bruts, comme les céréales, les graines d'oléagineux, le lait, betteraves, pommes de terre, viandes… qui servent à la fabrication du pain, de l'huile, du sucre, ou autres. Beaucoup de ces produits issus d'une première transformation entrent dans la composition des aliments consommés en pâtisseries, confiseries, plats préparés et des aliments transformés ou ultra-transformés. C'est ce qu'on appelle les produits de seconde transformation fabriqués en usine ou en ateliers spécialisés.

L'agriculture est à l'origine de ce que nous mangeons pour constituer le socle même de notre alimentation ; qu'il s'agisse des pâtes alimentaires, de la semoule, des fromages, des yaourts, desserts lactés, du beurre, de l'huile de table, ou encore de ce que nous buvons comme la bière fabriquée à partir de l'orge ou du cidre tiré des pommes. Pour passer du champ à l'assiette, la plupart des produits issus de la ferme subissent plusieurs transformations qui sont souvent invisibles pour le consommateur. Le grand public ignore les nombreuses utilisations alimentaires des matières premières agricoles comme par exemple celle de la pomme de terre, dans la fabrication de certaines sauces ou certains plats préparés et même du whisky. On ignore sans doute moins la destination des œufs utilisés dans la fabrication de produits très élaborés comme certaines pâtes ou pâtisseries. Ces évolutions conduiront à bien d'autres changements avec parfois d'importantes conséquences, comme sur la consommation de la viande. La moitié de la viande que nous consommons en France, depuis les années 1970-1980, provient du troupeau laitier et non des races à viande (en particulier des vaches laitières qui en fin de carrière prennent la direction de l'abattoir) ; proportion qui augmente sensiblement à chaque crise laitière avec la diminution systématique du troupeau laitier. Hélas, à la boucherie de la grande surface, le consommateur ne fait pas toujours la différence avec un morceau provenant d'une race à viande élevée à l'herbe ?

Ainsi, en France, comme dans tous les pays développés, l'industrialisation des systèmes alimentaires a engendré des modifications importantes des habitudes aboutissant à un degré plus

élevé de transformation. Une production industrielle de masse, toujours plus abondante et diversifiée, offrant une très grande disponibilité des produits avec un niveau de sécurité certain, conduit à accorder une part plus importante aux prêts à consommer et à un accroissement des dépenses en plats cuisinés.
Pour autant, il est difficile de comparer les plats préparés au « fait maison », pour considérer que la production industrielle des aliments « est tout simplement la transposition à grande échelle des pratiques culinaires ». D'abord, parce que la production en très grande quantité impose un mode de conservation pour préserver la qualité. Comme le fait observer un expert de l'Académie de l'Agriculture, la différence fondamentale entre cuisine et industrie tient à la distribution de masse sur une durée qui peut aller de quelques semaines à plusieurs années. « La nécessité de nourrir des populations de plus en plus urbanisées amène à protéger le produit par un emballage résistant, mais surtout, à le traiter par un procédé de conservation adéquat (réfrigération, surgélation, pasteurisation, stérilisation, séchage), et parfois, à lui donner une composition un peu différente[177] ». Avec une offre alimentaire qui s'est considérablement développée en produits allégés, devons-nous nous demander pourquoi nous en consommons autant. Certes, ils apportent moins d'énergie mais n'oublions pas, font observer les spécialistes, « que les fabricants vendent alors davantage d'eau et d'air ». L'allègement a des conséquences. Réduire la quantité des matières grasses, par exemple dans le lait, s'accompagne d'une perte de goût et d'onctuosité que les industriels compensent en ajoutant divers composants odorants ou sapides, ou à faire en sorte de lui donner plus de consistance.

Les additifs en question

Au-delà des conservateurs, de nombreux aliments, surtout ceux ultra-transformés, contiennent différents ingrédients qui cherchent à leur « redonner un goût et une couleur perdus lors du processus de déstructuration. Cela explique en partie qu'ils soient bourrés

---

[177] *Le Grand Livre de notre alimentation*, p. 366, « Quelle différence entre les préparations industrielles et la cuisine domestique ? », Éd. Odile Jacob, septembre 2019.

d'additifs », indique Anthony Fardet, spécialiste de la nutrition[178]. Son caractère « ultra-transformé » résulte donc d'un procédé industriel complexe et qui comporte le plus souvent l'ajout de colorants, émulsifiants, texturants, édulcorants. Ce qui poserait problème, c'est « leur degré de transformation et le nombre d'additifs chimiques qu'ils contiennent » et surtout quand ces aliments deviennent la base de l'alimentation.

Les aliments ultra-transformés représenteraient 31 % de l'alimentation des Français et selon l'Institut national de la consommation[179] concerneraient jusqu'à 80 % de l'offre actuelle en supermarché, y compris dans les rayons « diététique » ou « végétarien ». L'Institut nous rappelle que ce sont des produits alimentaires dont la fabrication comporte plusieurs étapes de transformation et qui font appel à une variété d'ingrédients dont beaucoup sont utilisés exclusivement par l'industrie. « Le but du traitement est de créer des aliments à plus ou moins longue durée de vie, pas chers, faciles à utiliser, attractifs, et agréables au goût et qui sont prêts à être consommés et qui veulent remplacer les produits "maison" préparés à partir d'ingrédients naturels ».

Depuis janvier 2019, le Programme national nutrition santé recommande de réduire la consommation d'aliments ultra-transformés « qui sont généralement riches en sucres, en graisses, en sel ou encore en additifs comme les colorants, les émulsifiants, les conservateurs, les exhausteurs de goût, les huiles hydrogénées ou les arômes ». Consommer en excès les aliments ultra-transformés semble mauvais pour la santé, c'est-à-dire qu'ils augmentent le risque relatif de développer certaines pathologies, résume le docteur Cocaul, nutritionniste et chroniqueur à Futura [180]qui ajoute… « les personnes qui consomment plus d'aliments ultra-transformés ont un apport en protéines moins important et moins diversifié que les autres… tandis que les consommateurs d'aliments peu transformés témoignent d'apports plus élevés,

---

[178] Auteur du livre *Halte aux aliments ultra-transformés ! Mangeons vrai*, Éd. Thierry Souccar, 2017.

[179] https://www.inc-conso.fr/content/aliments-ultra-transformes-pourquoi-les-eviter

[180] https://www.futura-sciences.com/actualités/nutrition-aliments-ultra-transformé

plus riches en protéines animales et avec une plus grande diversité au sein des protéines végétales ». On comprend alors comment et pourquoi la baisse de la consommation de produits transformés ou ultra-transformés est devenue un impératif de santé publique !
Parmi les voies d'amélioration de la qualité, les reformulations des produits alimentaires constituent « un puissant levier », selon France Stratégie qui reprend l'avis du Haut Conseil de la Santé publique. Les reformulations y sont définies comme un changement de la composition en nutriments des aliments transformés. Elles visent à réduire le contenu des nutriments négatifs et/ou à augmenter le contenu des ingrédients bénéfiques. Les reformulations sont d'autant plus importantes que l'on observe une tendance à l'augmentation des produits transformés dans les dépenses des ménages français[181].

Relever les défis de santé publique et environnementaux

Ainsi, les enjeux de l'alimentation ne renvoient plus seulement à l'acte de production agricole mais plus largement à l'industrialisation de la nourriture. Les évolutions technologiques, comme les changements sociétaux ou climatiques, exigent une accélération des transitions agroécologiques et alimentaires. Celles-ci plaident en faveur d'un développement agricole durable, d'une refonte des filières alimentaires depuis la production des matières premières jusqu'aux consommateurs pour aller vers une alimentation saine, équilibrée et durable. Pour sa part, l'agriculture doit faire face à plusieurs défis comme la décarbonation de son économie, son adaptation aux effets du changement climatique, comme la réduction des intrants, ou encore prendre en compte des critiques à l'encontre de certaines pratiques considérées aujourd'hui comme inacceptables par le grand public.
La production et l'utilisation de substances chimiques ont certes contribué à l'augmentation de la productivité en agriculture, mais leur impact sur la santé et l'environnement a toujours suscité, et suscite encore, de fortes réticences. Contrairement aux

[181] France Stratégie, rapport pour une alimentation saine et durable (septembre 2021, p. 88).

engagements des pouvoirs publics, comme des industriels, il s'avère difficile d'en contrôler les aspects négatifs. Dans une tribune, deux scientifiques s'interrogent sur la politique d'usage de ces produits[182]. « Depuis les années 1980, de nombreuses données épidémiologiques mettent en évidence les failles de la politique d'usage contrôlé des pesticides ». Alors qu'ils sont les premiers exposés aux dangers des pesticides, les agriculteurs sont accusés de ne pas toujours respecter des règles d'utilisation. Des règles qui se révèlent « parfois floues, souvent irréalistes et toujours insuffisantes ». Peuvent-ils être tenus pour responsables « d'une promesse intenable » ? Pour sortir de cette impasse, pourquoi ne pas aider les agriculteurs à se « déprendre des pesticides en invitant les industriels et les pouvoirs publics à réviser les modalités d'évaluation des risques, en allégeant les contraintes qui pèsent sur les agriculteurs, en alourdissant celles qui pèsent sur les fabricants », se demandent les auteurs.

S'adapter à de nouvelles contraintes

Avec les pics de chaleur de l'été 2022 où les plantes souffrent de stress hydrique, on voit bien que le changement climatique peut dérégler l'agriculture. Accélérer les recherches sur des productions adaptées au nouvel environnement ou des variétés résistantes aux aléas climatiques demande du temps. En attendant, les agriculteurs sont invités à mettre en œuvre de bonnes pratiques pour limiter les effets de la sécheresse, comme par exemple irriguer au goutte à goutte, ou utiliser « des couverts végétaux qu'ils incorporent à la terre avec du fumier, pour apporter la matière organique qui permettra une meilleure rétention d'eau ».

Des laboratoires de recherche se mobilisent également aux quatre coins du monde pour adapter les cultures au réchauffement climatique en trouvant des variétés capables de résister au stress hydrique, de lutter contre de nouveaux ravageurs et maladies contre lesquels les traitements sont interdits. Les plus grands espoirs résident dans les progrès génétiques. Mais la recherche

---

[182] « Pesticides et impact sur la santé humaine », Tribune de Jean-Noël Jouzel, directeur de recherche au CNRS et Giovanni Prete, maître de conférences Université Sorbonne Paris Nord, *Ouest-France* du 14/10/22.

est longue et laborieuse, d'autant qu'en Europe les plantes issues de la méthode d'édition du génome sont considérées comme des OGM, donc interdites. Des dizaines de projets sont en cours et visent une meilleure résistance au mildiou, une meilleure tolérance à la sécheresse, ou à la réduction des pesticides tout en préservant les rendements. « Des scientifiques du monde entier cherchent à créer la céréale qui saurait se passer d'engrais » !

Dans son programme sur l'agroécologie, l'INRAE met ainsi l'accent sur plusieurs axes pour assurer la production agricole en préservant les sols et l'eau. De même, la diversification des cultures, de la parcelle aux paysages, est appelée à contribuer à la réduction de l'usage des intrants (engrais et produits de traitement chimiques). Ces évolutions, selon l'INRAE, devraient conduire à des productions et des produits plus hétérogènes allant de pair avec l'évolution des régimes alimentaires[183].

C'est également ce vers quoi tend The Shift Project auteur du livre *Climat, crises : Le Plan de transformation de l'économie française*[184] qui dresse les contours d'une France décarbonée. Il consacre un chapitre à l'agriculture et l'alimentation qu'il aborde sous le prisme du carbone et de l'énergie. Ce livre prône notamment une plus grande autonomie de la production agricole, la transformation des habitudes alimentaires et le raccourcissement des chaînes d'approvisionnement, en favorisant les activités de production et de consommation de proximité. D'où la nécessité également de « diversifier les pratiques agricoles dans le sens du respect des écosystèmes, de la qualité gustative et nutritionnelle et de la durabilité ». Selon les auteurs, la transition des systèmes agroalimentaires, « actuellement très industrialisés, fortement capitalistiques et intégrés dans les filières longues, demandera un engagement des acteurs sous la pression des politiques et des consommateurs ».

Ainsi, dans un contexte où notre autonomie alimentaire et énergétique reste fragile et les marges étroites, notre agriculture doit

---

183 https://lemonde.fr/economie/article.2022/06/01 – Pourquoi notre système alimentaire est intenable pour la planète ?

184 Plan élaboré par un groupe de chercheurs et de spécialistes présidé par Jean-Marc Jancovici, ingénieur-consultant, auteur du bilan carbone et spécialiste du réchauffement climatique.

relever de nombreux et importants défis (climatique, énergétique, décarbonation de son économie) tout en contribuant à restaurer la biodiversité. En même temps, il lui faut aussi réussir à combiner au mieux une montée en gamme de sa production, tout en produisant en quantité et en cherchant à réduire son déficit sur une multitude de secteurs. La question se pose notamment pour l'élevage très dépendant du tourteau de soja importé chaque année, venant majoritairement d'Amérique du Sud. Ce soja est cultivé « avec des variétés OGM sur des surfaces acquises par déforestation et nécessitant des quantités de pesticides dont la moitié des matières actives sont interdites en Europe ». Une étude de l'Institut d'élevage ouvre à ce sujet plusieurs pistes intéressantes visant à réduire fortement, voire à se passer assez rapidement du tourteau de soja importé dans l'alimentation des animaux. Pour concrétiser notre autonomie en la matière, il est suggéré « de mobiliser deux millions d'hectares de légumineuses avec des prairies riches en trèfle et luzerne et un autre million d'hectares de cultures à graines de soja[185] ».

Au rythme actuel de la diminution de la population active, demain les agriculteurs seront-ils assez nombreux pour mener à bien la transition de l'agriculture vers un modèle qui se voudrait durable et plus sobre, notamment en contribuant à restaurer la biodiversité, des agriculteurs suffisamment motivés et rémunérés pour porter des projets très diversifiés et respectueux des écosystèmes agricoles ?
Cela exigera pour le moins une action publique forte et déterminée sur le long terme, « alors que depuis des décennies la France manque de constance dans les priorités et les politiques d'avenir[186] ».

---

[185] Mensuel de l'Académie d'Agriculture d'avril 2021.

[186] Sébastien Abis, directeur du Club Demeter, Préface du livre *Et si l'agriculture était la solution*, Éd. France agricole, février 2021.

20 – LES CHANGEMENTS CLIMATIQUES : UN DÉFI POUR L'AGRICULTURE

L'activité agricole se trouve fortement impactée par les changements climatiques, avec une double conséquence pour les producteurs agricoles ; de devoir adapter leurs modes de production aux aléas climatiques et, en même temps, de réduire l'empreinte carbone de leurs activités.

Les épisodes météorologiques extrêmes, comme ceux qui ont marqué les années 2021-2022, ont tendance à se répéter : vagues de chaleur, précipitations intenses, ou périodes de grandes sécheresses. Avec la survenue de gelées tardives sur les arbres fruitiers et sur les vignes et un été très humide qui a fortement affecté la récolte de céréales, l'année 2021 avait déjà fait entrevoir les effets des changements climatiques. Depuis quelques années les agriculteurs font état d'une modification des calendriers culturaux en mettant, par exemple, en évidence des stades de floraison des arbres fruitiers plus précoces, ou l'avancement des dates de vendange. Pour les grandes cultures, les intempéries à répétition de l'été 2021 ont dégradé la qualité du blé conduisant à une récolte décevante qui n'a pas atteint la moyenne des dix dernières années.

L'agriculture est ainsi de plus en plus exposée à la hausse des températures, endommageant localement les plantations ou compromettant les récoltes dans certains secteurs comme sur les fruits, les vignes ou le miel, avec des vagues de chaleur successives entraînant des restrictions d'eau et une forte sécheresse sur l'ensemble du territoire. La liste des nombreux départements qui ont obtenu la reconnaissance de « calamités agricoles », due au gel du printemps 2021, témoigne de l'ampleur du phénomène : Ardennes, Charente-Maritime, Bouches-du-Rhône, Corrèze, Hérault, Finistère, Loire-Atlantique, Landes, Pyrénées-Orientales, Vaucluse, et d'autres… Ces départements ont en effet dû faire face à des excès de pluie ou de fortes chutes de grêle sur tout ou partie de leur territoire, causant des dommages sur les arbres fruitiers ou sur la vigne. De même, l'année 2022 a enregistré des phénomènes météorologiques extrêmes entraînant d'importants dégâts sur le plan agricole et justifiant l'intervention du fonds d'urgence,

comme pour les Deux-Sèvres ou le Gers, suite à des chutes de grêle. Plusieurs départements, dont l'Aude, la Drôme et le Tarn, ont reçu la reconnaissance de l'état de calamités agricoles pour des fortes pluies ou suite à un gel de printemps ou encore à la sécheresse.
Les agriculteurs prennent conscience des effets en cascade de l'élévation des températures sur leur activité, ce qui les contraint à devoir s'adapter. Certains parlent même de transformer l'agriculture en profondeur pour résister aux changements climatiques. « Les végétaux, les animaux, les sols sont soumis à des contraintes si fortes qu'elles obligent l'homme à repenser sa façon de produire son alimentation[187] ».
L'agriculture est la première activité gravement frappée par le réchauffement climatique et la sécheresse. Elle se voit sommée d'innover pour adapter ses productions et ses pratiques. L'activité agricole est ainsi appelée à utiliser, de manière plus optimale, les ressources de la nature pour développer une agriculture utilisant le minimum d'intrants de synthèse (engrais, pesticides ou antibiotiques), un élevage moins dépendant des importations de soja pour nourrir le cheptel, accroître la résilience et l'autonomie des exploitations.

Innover pour s'adapter

Les changements climatiques et les conditions météorologiques de ces dernières années contraignent les agriculteurs à modifier leur mode de production, et en même temps à rechercher des espèces ou variétés adaptées à un milieu agroclimatique en évolution. Les effets de ce changement se font plus nettement sentir sur les productions spécialisées, comme l'arboriculture et la viticulture. Ils pénalisent aussi lourdement les éleveurs à l'herbe, qui ont vu leurs prairies ou pâtures desséchées et qui ont dû, pour nourrir leurs animaux, amputer, dès l'été, leurs réserves de fourrages constituées pour l'hiver. La modification des conditions climatiques peut également favoriser le développement de certaines maladies et avancer les dates de

---

[187] Bertrand Valiorgue, professeur de stratégie et de gouvernance des entreprises, auteur du livre *Refonder l'agriculture à l'heure de l'anthropocène*, Éditions Le Bord de l'Eau, 2020.

récolte, au détriment des rendements ou de la qualité. Les mesures de restrictions en matière d'irrigation qui interviennent consécutivement à l'élévation des températures, avec des périodes de canicule répétées et la baisse du niveau des nappes phréatiques, compliquent le travail des agriculteurs et aggravent le plus souvent l'état des cultures.
Comment produire dans un environnement bouleversé par les changements climatiques avec une ressource en eau incertaine ? D'abord, une première solution serait d'éviter le ruissellement en cherchant à faire du sol un réservoir prioritaire pour stocker l'eau, expliquent les agronomes, soit « en limitant le travail de labour et en pratiquant les couverts végétaux entre deux cultures pour maintenir la vie microbienne et la porosité des sols[188] ».
Les agriculteurs sont ainsi amenés à planifier sur le long terme la modification de leurs pratiques, afin de faire face aux variations du climat et aux aléas. Ces conditions les incitent à rechercher, au niveau de leur exploitation, davantage d'autonomie et à favoriser la biodiversité pour rendre le système agricole résilient et durable. Certains se réfèrent aux bases de l'agroécologie, d'autres pratiquent l'agriculture « de conservation » qui consiste à réduire le travail du sol, à mettre en œuvre diverses techniques culturales visant à développer la vie microbienne et à améliorer le potentiel agronomique du sol. Pour d'autres encore, il s'agit plus simplement de diversifier leurs cultures en optant pour une durée de rotation plus longue, en y intégrant de nouvelles productions comme les légumineuses favorables au maintien de la matière organique, à pratiquer des couverts végétaux afin d'éviter le lessivage des sols. Il peut s'agir aussi de préserver les surfaces en herbe, ou les prairies, de planter et d'entretenir les haies, les ruisseaux…
L'augmentation des températures a aussi un impact sur les maladies avec un avancement de la phénologie des plantes et un développement plus rapide des ravageurs, entraînant des délais d'intervention phytosanitaire plus courts. La prévention et l'utilisation de méthodes alternatives deviennent préférables à l'utilisation de pesticides pour contrôler l'apparition des

---

[188] Cf. le dossier Construire son projet bas carbone, publié par *La France agricole* du 21 septembre 2022.

maladies et ravageurs. De plus en plus d'agriculteurs, surtout parmi les jeunes générations, sont dans une démarche de protection de l'environnement, à l'exemple de cette productrice de tomates (10 000 pieds) sous serres en Île-et-Vilaine[189]. Son exploitation est certifiée Haute Valeur environnementale (HVE). « Engagée depuis près de deux décennies, celle-ci porte sur la protection biologique intégrée, la pollinisation naturelle, la consommation d'eau gérée par ordinateurs, la réduction des fertilisants, le recyclage des déchets ou les énergies renouvelables ».

Selon certains travaux, si les grandes cultures ont montré ces dernières années leurs capacités à évoluer rapidement, avec cependant une incertitude sur la pluviométrie et le bilan hydrique, en revanche la capacité d'adaptation paraît moins forte pour les cultures pérennes. Pour l'instant, il est fait état « d'ajustements du choix des variétés ou du glissement des calendriers culturaux », sans exclure la remontée de certaines productions ou l'introduction de nouvelles cultures au sud. On peut cependant observer un déplacement vers le nord de la ligne de zone favorable à la viticulture. On voit déjà apparaître en Bretagne, en Normandie ou dans le Pas-de-Calais des vignobles plantés principalement en cépages précoces. Dans l'immédiat, pour répondre à la question comment cultiver quand on manque d'eau et que les températures augmentent, par exemple, certains agriculteurs des Pays de Loire s'orientent vers la culture du chanvre industriel, qui est une plante nécessitant peu d'irrigation et d'intrants, avec un rendement intéressant et qui semble être une filière d'avenir. De même, des éleveurs vont changer d'espèces en cultivant du sorgho à la place du maïs pour nourrir les animaux, l'idéal étant « de diversifier au maximum les espèces et variétés cultivées ». Des cultures, comme celle de la luzerne, participent au stockage du carbone dans le sol, tout en remplaçant l'azote apporté par les engrais.

Aller vers une agriculture durable, plus robuste et plus autonome, c'est réduire les apports de la chimie, tout en s'efforçant de

---

[189] Témoignage de Lydie Rousse, productrice de tomates sous serres déléguée de la MSA Portes de Bretagne en Île-et-Vilaine. Le BIMSA de septembre-octobre 2022, p. 28 (Le Bulletin d'information de la Mutualité sociale agricole).

maintenir le niveau de production. Sans être à la portée de tous, le numérique et les nouvelles technologies, comme les drones et les robots, ont déjà démontré qu'ils pouvaient apporter des solutions. L'observation des cultures par drone donne un relevé des parties à traiter et qui peuvent être ciblées en apportant la bonne dose sans pulvériser l'ensemble de la parcelle. S'agissant, par exemple, de la destruction des adventices, des expériences montrent une diminution considérable de l'utilisation de l'herbicide. De même, il existe des robots employés en maraîchage ou dans les vignes capables, en passant dans les rangées, de désherber sur le rang en distinguant les bonnes plantes des mauvaises herbes.

Réduire l'impact carbone de la production agricole

Alors qu'il lui faut s'adapter aux changements climatiques, l'agriculture doit en même temps réduire son empreinte carbone. L'Accord de Paris, signé par 195 États en 2015, souligne l'importance des efforts à faire pour que l'agriculture contribue à atténuer le réchauffement climatique, afin de limiter la hausse des températures en dessous de 2 °C d'ici la fin du siècle. La production agricole apparaît comme un des contributeurs importants de GES (gaz à effet de serre) dans la chaîne agroalimentaire, soit 24 % des émissions nationales, moins que les transports qui représentent 31 % de la consommation énergétique du système alimentaire français[190]. Selon ce rapport : « Même si la plupart des émissions sont liées à la production agricole, un ensemble de leviers permet d'envisager d'agir, notamment en modifiant la demande ». Les émissions concernant la production agricole sont en grande partie liées à l'élevage. « Les bovins en sont les principaux contributeurs en raison d'un processus de digestion particulier [...] et de la gestion de leurs déjections ».

La profession entend se mobiliser pour sensibiliser les agriculteurs aux changements à venir et anticiper l'évolution des pratiques qui en résultent. Après avoir posé un diagnostic pour chaque région sur l'avenir de toutes ses filières de productions à

---

[190] Source : *Climat, crises : Le Plan de transformation de l'économie française*, déjà cité.

l'horizon 2030-2040, pour descendre à l'échelle des territoires, le réseau des Chambres d'agriculture[191] se propose d'aider chaque agriculteur, en particulier les jeunes, à élaborer un plan d'action. La méthode expérimentée auprès de 1 000 exploitations en 2022-2023 devrait passer, avec le concours de tous les acteurs de terrain, à un rythme annuel de 10 000 sur l'ensemble du territoire. De son côté, la Région Bretagne, qui entend être pionnière en matière de décarbonation, s'engage à financer un nouvel outil au service des éleveurs, *« Pass Bas Carbone »* pour les aider à faire le bilan de leurs émissions de gaz à effet de serre et à les réduire.

Selon plusieurs rapports, le moyen le plus efficace de réduire les émissions de gaz à effet de serre dans l'agriculture serait de diminuer le cheptel de la ferme France. Le réseau Action Climat parle de la nécessité de réduire l'ensemble des effectifs d'au moins 50 % d'ici à 2050. Quant au Plan de transformation de l'économie française Climat-Crises, celui-ci propose de réduire de 33 % la production de lait et d'œufs et de diviser par 3 la production de viande à l'horizon 2050. Leurs auteurs lient la diminution des gaz à effet de serre à l'adoption des régimes de santé : il faudrait manger moins de viande pour lutter contre les changements climatiques.

Ces propositions entretiennent une certaine ambiguïté entre réduction de l'offre et baisse de la demande alimentaire. Le Plan de transformation Climat-Crises relève que si la plupart des « émissions sont liées à la production agricole, un ensemble de leviers aval permet d'agir […] afin d'opérer une amélioration de la santé des Français […] grâce à un changement d'alimentation ». Or, il n'y a pas de corrélation directe entre les deux, surtout que l'agriculture travaille sur le temps long. Par ailleurs, les spécialistes font observer que dans le domaine alimentaire, il existe de multiples marchés et qu'ils peuvent évoluer de manière différente. Sur chacun d'eux il n'y a pas forcément de concordance entre la production et la demande et « qu'il faut se méfier des effets de substitution ».

On peut citer à titre d'exemple l'année 2022, où la demande en viande de poulet reste forte, alors que la filière avicole se trouve en grande difficulté. La conjugaison du coût de l'alimentation et de la

---

[191] Propos de Sébastien Windsor, président de l'Assemblée permanente des Chambres d'agriculture, *Ouest-France* du 15/09/21.

grippe aviaire a entraîné, sur le premier semestre, une chute des abattages de volailles en France. Situation qui a conduit à une envolée des importations (notamment en provenance d'Ukraine) pour satisfaire la demande des consommateurs. À l'inverse, et pratiquement sur la même période, le bio connaît une situation où les producteurs sont à la recherche de consommateurs. Après des années de croissance, et tout en observant des situations divergentes selon les secteurs et les filières, le marché bio s'est retourné fin 2021-2022, avec une baisse sensible de la consommation sur le lait, les œufs et la pomme alors qu'il faut au minimum pour les producteurs trois années pour convertir une production conventionnelle en agriculture biologique. D'après le baromètre de l'Agence Bio, réalisé auprès de 2 100 consommateurs, et publié le 9 mars 2022, le prix reste pour 70 % des personnes interrogées la première contrainte d'achat. Pour faire face à la hausse du prix du gaz, de l'électricité, des carburants, les Français rognent sur leurs dépenses alimentaires. Alors qu'il est recommandé de manger en accord avec les saisons, notre consommation de fruits et légumes hors saison pèse toujours autant sinon plus sur nos importations !
Si la montée en gamme et l'attrait pour la production locale font plutôt reculer les importations de viande bovine, la réduction de la consommation de viandes rouges peut « provoquer un appel d'air pour la viande de porc ou de poulet ». Dans ce cas, à cause du report vers d'autres viandes, la réduction de la consommation de viandes rouges aura un effet moindre sur la diminution des gaz à effet de serre. De même, la recherche de qualité et de naturalité « peut cohabiter avec des tendances contradictoires ». Ainsi la progression de la restauration hors domicile et son aspect pratique favorisent les aliments transformés, issus le plus souvent de produits d'importation (43 % des volailles consommées en France viennent de l'étranger) destinés principalement à la restauration hors domicile.
La production française peut donc diminuer alors que la demande persiste et qu'ainsi « une volaille non produite en France est une volaille importée ». Inversement comme on a pu le constater avec le bio, faire le choix de privilégier la qualité plutôt que le volume comporte des risques. Ces risques peuvent être renforcés dans un contexte de crise économique, contexte qui crée des déséquilibres au sein de la filière biologique avec toutefois des

situations divergentes selon les productions. Dans son dernier rapport, la Cour des comptes critique la multiplication des labels verts moins exigeants, pouvant entraîner par moments des surproductions comme on l'a vu fin 2021-2022 sur le lait et les œufs. Et comme l'explique un professionnel : « En bio il y a des intentions qui se heurtent à la réalité. Il ne suffit pas de dire qu'on veut consommer bio et qu'on veut une agriculture durable. Beaucoup de gens se comportent en consommateurs plus qu'en citoyens[192] ». En effet, même s'ils affirment vouloir adopter une alimentation biologique et durable, les citoyens ne sont pas toujours en position de changer leurs pratiques de consommation. On ne peut débattre de ces propositions sans également les examiner au regard des tendances actuelles de l'évolution du cheptel français et sans y intégrer la question des viandes importées. Concernant le premier point, la baisse est déjà à l'œuvre. Sur la période récente (de 2012 à 2022), le troupeau laitier a perdu près de 7 % de ses effectifs et le troupeau allaitant 8,5 %. D'après l'Institut de l'élevage, la France devrait perdre 584 000 vaches en bovin viande d'ici à 2030, et 2 % d'éleveurs par an. Comme le relève l'Institut de l'élevage, concernant la production porcine, et selon les chiffres d'Agri-Mer, le nombre de truies aurait diminué de 19 % sur les dix dernières années, le faisant passer sous le seuil du million de bêtes.

À ce rythme, quel sera à l'horizon 2050 le cheptel français et que deviendront nos paysages ? Mais on peut aussi considérer que les choses vont dans le bon sens, grâce à une prise de conscience collective sur l'empreinte carbone de notre alimentation. Sauf que si la consommation ne suit pas le même mouvement, une insuffisance de production peut être compensée par des importations qui ne répondront pas forcément aux mêmes normes que celles exigées des éleveurs français. Cette situation pourrait bien mettre en cause, plus tôt qu'on ne le pense, l'autonomie alimentaire du pays et alourdir le bilan carbone de notre consommation[193].

---

[192] Denis Laizé, président de la Chambre d'agriculture du Maine-et-Loire, *Ouest-France* du 19/09/2022.

[193] À titre d'illustration de ce dernier aspect, citons une étude de l'Université de Lancaster, « la consommation carbone d'un bouquet de roses importées a été

Valoriser le potentiel de stockage carbone des sols

D'après une étude réalisée par l'INRAE[194], pour l'ADEME et le ministère de l'Agriculture – résumé diffusé en juillet 2019 –, le stock carbone organique des sols français sur l'horizon 0-30 cm représente 3 580 MtC. « Ces stocks dépendent fortement du mode d'occupation du sol, en interaction avec le pédoclimat. Les sols forestiers représentent 38 % du stock total, les sols des prairies permanentes 22 %, ceux de grandes cultures 26,5 %. Pour l'ensemble des surfaces agricoles et forestières, l'évolution des stocks sous l'effet des pratiques actuelles [...] se situe entre - 0,2 et + 3,2 % par an ». L'étude précise que si la tendance est négative pour les grandes cultures, elle est « légèrement positive pour les systèmes associant grandes cultures et prairies temporaires et plus clairement positives pour les prairies permanentes et les forêts ». De ce point de vue, l'agriculture de conservation des sols, qui se définit par des sols peu ou pas travaillés, des couverts végétaux en interculture, des rotations longues et diversifiées, présente un intérêt potentiel de rétention du carbone.

L'étude de l'INRAE met en évidence la nécessité de préserver les stocks existants, mais surtout qu'il est possible d'augmenter le potentiel actuel par l'adoption de pratiques plus favorables. En ajoutant le stockage tendanciel et le stockage additionnel, il serait possible d'atteindre un stockage total se situant entre 1,7 et 5,1 pour 1 000, pour l'ensemble des sols agricoles et forestiers. Sans pouvoir l'affirmer, l'INRAE ajoute « qu'il n'est donc pas exclu que l'on puisse atteindre l'objectif du 4 pour 1 000 dans les sols français » en précisant toutefois qu'il « est indispensable de stopper les changements d'usage du sol qui réduisent les stocks comme le retournement des prairies et l'artificialisation des terres agricoles ».

En conclusion, l'INRAE précise que, même avec des hypothèses de calcul optimistes, le stockage additionnel de carbone obtenu ne compense que partiellement les émissions du secteur agricole, et ajoute la nécessité d'examiner d'autres voies, comme la

---

évaluée à 60 kg de CO_2, soit l'équivalent d'un trajet Paris-Londres en avion, de plus un tel bouquet importé peut recéler jusqu'à 26 substances chimiques interdites, destinées à conserver les fleurs coupées dix jours auparavant ». Source : *La Finance pour tous, marché des fleurs, tout n'est pas rose.*

[194] Quel potentiel au regard de l'objectif 4 pour 1 000 et à quel coût ? Résumé de l'étude, juillet 2019.

réduction des émissions de gaz à effet de serre, liées à l'usage des engrais de synthèse, et de méthane lié à l'élevage. L'INRAE met ainsi en exergue le besoin d'explorer « des évolutions plus radicales des systèmes de production agricole [...] en lien avec le développement de l'agroécologie et l'évolution des régimes alimentaires[195] ».

En l'espace de quelques années, la stratégie nationale bas carbone est donc devenue un enjeu pour l'agriculture, d'autant, comme le montrent les travaux de l'INRAE qu'elle présente, avec la forêt, le plus grand potentiel de séquestration du carbone, parmi tous les secteurs d'activité économique. Cette caractéristique lui ouvre la perspective d'une rémunération des pratiques contribuant au stockage avec les projets bas carbone labellisés. Il s'agit d'aller au-delà des pratiques actuelles pour respecter ce qu'on appelle le principe « d'additionnalité ». Autrement dit, il convient de s'assurer que non seulement la démarche soumise à l'approbation préserve les stocks existants, mais qu'elle met en œuvre des pratiques plus stockantes, en prouvant que les réductions d'émissions ne pourraient avoir lieu sans l'intervention du projet.

Depuis le lancement du Label Bas Carbone (LBC) en 2018, de nombreux projets ont été labellisés. Il s'agit d'une démarche volontaire très formalisée et exigeante, pour présenter un bilan carbone amélioré par rapport à la situation de référence, et obtenir la labellisation pour prétendre au crédit carbone.

Les projets font l'objet d'un cadre réglementaire précis. Ils sont élaborés selon l'une des méthodes approuvées par le ministère de la Transition énergétique, pour ensuite suivre les différentes étapes en vue d'obtenir la labellisation. Cette dernière est importante car elle assure au projet sa publication sur le site bas carbone du ministère de la Transition énergétique, ce qui lui donne de la visibilité pour accéder au marché volontaire des crédits carbone, et de pouvoir contractualiser avec un acheteur de

[195] Sur ce plan, les exploitations « bio » jouent un rôle de précurseur en présentant un meilleur bilan carbone. Parce qu'elles se sont dégagées de la dépendance des engrais de synthèse et des traitements chimiques, et qu'elles pratiquent des rotations longues, elles émettent moins de gaz à effet de serre et stockent davantage de CO_2.

crédits carbone. Le plus souvent la démarche est prise en charge par un porteur de projet qui effectue le diagnostic, assure la mise en œuvre du programme et le suivi de l'agriculteur jusqu'à la vente des crédits carbone. C'est un marché sécurisé pour les agriculteurs afin de s'assurer que les gains lui reviennent en priorité. Concernant les projets agricoles [196], les plus gros acheteurs de crédit carbone mis en marché par France Carbone Agri Association (FCAA) figurent le groupe LVMH, la Caisse des Dépôts, le groupe La Poste, qui ont ainsi, par ce mécanisme, la possibilité de compenser des émissions de gaz à effet de serre générées par leurs activités.
La démarche a déjà rencontré un certain succès. Selon l'état des lieux publié par la plateforme – *Info compensation carbone* – en septembre 2022, les projets agricoles et agroforestiers ont généré plus de 180 000 unités de crédit bas carbone. Même s'il est important pour une entreprise de chercher à réduire ses émissions avant d'acquérir des crédits compensatoires, la compensation permet de soutenir des projets environnementaux et ainsi de limiter globalement l'impact des GES.

---

[196] Cf. dossier publié par *La France agricole* du 21/09/22 sur le Marché du Carbone : les points clés pour se lancer. Dans ce dossier est indiqué le prix unitaire du crédit carbone (ou de la tonne carbone d'équivalent CO_2 évitée), s'élevant à 38 euros en septembre 2022, portée à 40 dans le troisième appel à projets.

21 – PRODUIRE DES MATIÈRES PREMIÈRES AGRICOLES : À QUEL PRIX ?

Fournir aux prix les plus bas des produits agricoles bruts, en très grande quantité et selon des normes de plus en plus précises, est devenu l'une des principales fonctions de la grande agriculture, celle qualifiée de nos jours de « productiviste ou d'industrielle » ! Faut-il d'abord rappeler comment ce type d'agriculture a été porté par l'évolution de la consommation, sous la pression des industriels de l'agroalimentaire, devant eux-mêmes répondre aux exigences de la grande distribution.

Après avoir su, dans un premier temps, protéger son marché pour offrir la sécurité aux consommateurs et garantir le revenu des agriculteurs, l'Europe a, dans les années quatre-vingt, finalement opté pour la libéralisation des échanges, en livrant l'agriculture au marché mondial. Si, jusqu'à une certaine époque, le modèle européen pouvait apparaître en concurrence avec celui des États-Unis, aujourd'hui, notre système alimentaire ne diffère guère du modèle nord-américain axé sur des prix à la consommation « au plus bas » et qui a pour alliés, les consommateurs dans la défense de leur pouvoir d'achat.

Comme le rappelle Jacques Attali, dans son livre *Histoires de l'alimentation*, c'est avec la mise au point dès le début du vingtième siècle, de la lyophilisation, alliant la surgélation et la déshydratation des aliments, qui a permis la conservation des plats préparés, que le mode de production s'est transformé sur le plan économique, pour accompagner le changement des habitudes alimentaires. La stratégie qui consiste à produire en série, pour réduire le coût de l'alimentation, a non seulement engagé la nourriture dans un processus d'industrialisation et aujourd'hui de financiarisation, mais elle a surtout modifié progressivement le rôle de l'agriculture qui est désormais d'assurer l'approvisionnement des industries de l'agroalimentaire en matières premières agricoles.

Un système qui ne fonctionne que sur des « prix bas » !

Dans les faits, la logique de nos coûts de production s'accommoderait mal de celle des marchés internationaux qui veut que les prix soient davantage indexés sur les cours mondiaux. Lorsque ceux-ci baissent, il est logique que les prix payés aux producteurs suivent la même tendance, puisque nous sommes sur un marché mondialisé. À l'inverse, lorsque les cours sont à la hausse, il serait difficile de les répercuter en cours d'année, en raison du rythme annuel des négociations commerciales soumis à un calendrier précis. Les négociations débutent à l'automne pour se terminer en début d'année d'application. Dans les faits, ne pas revenir dessus revient à protéger la grande distribution de toute hausse des prix durant l'exercice. On a pu en mesurer les effets lors de la crise du beurre à l'automne 2017. Des distributeurs ont préféré maintenir les rayons vides plutôt que de répercuter la hausse des cours. Une fois encore, la France s'est singularisée alors que dans les autres pays européens, les consommateurs ont dû y mettre le prix. Pourquoi ce qui se pratique ailleurs n'est pas possible chez nous, alors que répercuter une baisse au niveau de la production ne pose apparemment pas de problème ?

Autre exemple. Depuis mars jusqu'à l'automne 2019, le cours du porc a connu une hausse exceptionnelle de plus de 35 à 40 % en raison de la fièvre africaine qui a en grande partie ravagé la production porcine chinoise. Cette progression spectaculaire des cours aurait dû ravir nos producteurs puisque la Chine avait pris l'habitude de s'approvisionner largement en Europe. Mais comme les contrats avaient été négociés en début d'année, sur la base des cours à l'époque en baisse qui ne s'était pas forcément traduite au niveau des consommateurs, les industriels de la charcuterie et transformateurs de viande qui ont dû acheter plus cher la matière première se sont trouvés dans l'impossibilité de répercuter en cours d'année cette hausse auprès des grandes surfaces. Or, là encore, que représente véritablement la valeur de la matière première lorsque l'on sait que le prix en rayons est surtout influencé par le coût de la transformation, du conditionnement, du transport et de la marge de la grande distribution. D'où la conclusion de *60 Millions de consommateurs* : « les grandes surfaces peuvent accepter les hausses et de ne pas les répercuter intégralement, comme elles l'ont fait avec les baisses[197] ».

---

197 Magazine de l'Institut national de la consommation, n° 553, novembre 2019. Article « Un tour de cochon sur les prix », p. 5.

On comprend ainsi mieux le « rôle d'amortisseur » joué par les secteurs de l'industrie et de la distribution, expliqué par Philippe Chalmin[198]. Rôle qui permettrait de faire face à la volatilité des cours agricoles mondiaux pour assurer une relative stabilité des prix à la consommation. Quoi qu'il en soit, comme le dit Erik Orsenna[199] : « Notre alimentation est confrontée à une incroyable pression qui conduit à toujours payer moins cher quelque chose qui est essentiel ».

Une stratégie payante, mais pour qui ?

La politique des grandes enseignes des prix bas offre la possibilité de se nourrir au meilleur coût, de manger de tout, en toute saison, allant même jusqu'à nous exonérer de la cuisine. Si en général, elle n'a pas été particulièrement favorable à la qualité des aliments, elle aura surtout eu pour conséquence d'éloigner les produits de leur origine.

Ainsi, notre rapport à l'agriculture s'est radicalement transformé. La production de matières premières agricoles pour l'industrie agroalimentaire est assurée dans des conditions difficiles en raison d'un rapport de force entre les acteurs très déséquilibré. Certes, la stratégie de l'agroalimentaire ne peut être tenue pour seule responsable des crises à répétition que connaît l'agriculture. Néanmoins, elle l'explique certainement en grande partie, tant la pression de la grande distribution est restée forte sur les prix à la production ; pression qui, pour les plus initiés, ne s'est pas exercée sans une certaine complicité de la part des pouvoirs publics, soucieux avant tout de préserver sur les produits alimentaires le pouvoir d'achat des consommateurs. La filière est devenue tellement opaque qu'on a laissé mettre en cause les producteurs agricoles français lors de différentes crises alimentaires, alors qu'elles avaient toutes pour origine des fraudes en provenance de l'étranger !

---

[198] Déclaration lors de la présentation de son rapport annuel, le 3 juin 2019. Art. de Jonathan : Grelierwww.la-croix.com/Economie/France/linstabilité-marches-agricoles-peu-dimpact-prix-consommateurs, 2019-06-04.

[199] Interview publiée par *Ouest-France* du 21-22 mars 2020. Erik Orsenna voit dans la crise du coronavirus comme un appel à nous remettre en question.

Pour la plupart des observateurs, les distributeurs ont abusé de leur rapport de force, d'autant qu'il n'a jamais été prouvé que la baisse des prix à la production bénéficiait aux consommateurs. C'est devenu l'un des rares secteurs productifs de notre économie qui dégage peu ou pas de valeur ajoutée, surtout que parallèlement, le comportement des consommateurs s'est beaucoup complexifié. On a de moins en moins recours à des produits agricoles, bruts et frais cuisinés à la maison, pour consommer davantage d'aliments transformés. On comprend mieux la situation économique des producteurs lorsque l'on sait, selon les chiffres publiés en 2016 (source Insee et Eurostat[200]), que « sur 100 euros dépensés pour l'alimentation, 8 euros et 20 centimes reviennent aux agriculteurs français » ! De son côté, et cinq ans plus tard, le Haut-commissaire au Plan relevait en juillet 2021 : « sur 100 euros de dépenses alimentaires, 6,5 seulement vont aux producteurs ».

À quoi sert la baisse des prix agricoles ?

Toutes les observations sont unanimes pour dire que la hausse des matières premières n'explique pas tout de celle des prix alimentaires, et qu'inversement, la baisse des prix agricoles ne profite guère aux consommateurs. D'ailleurs, pour la plupart des denrées, la part des matières premières agricoles dans le produit final est toute relative. Avant d'arriver au stade de la distribution, la majeure partie des produits agricoles subit différentes opérations : transformation, conditionnement, transport et stockage. Le coût des matières premières agricoles très variable d'un aliment à l'autre serait, par exemple, de 30 % du prix final pour le lait UTH ou le rôti de porc. Et pour le blé, il représenterait à peine 6 % du prix de la baguette.

Aujourd'hui, la volatilité des cours rend difficiles les négociations avec les industriels de la transformation et de la grande distribution. Les uns et les autres peuvent être incités à s'approvisionner un peu au hasard des marchés aux prix les plus bas. C'est l'un des paradoxes de l'agriculture, et pas des moindres, d'une activité fortement ancrée sur le territoire qui est

---

[200] *L'Expansion*, n° 813, avril 2016. Un modèle français en perte de vitesse (avec des agriculteurs qui peinent), p. 28.

de plus en plus exposée à une économie mondialisée. Dans ce domaine, « on trouvera toujours un concurrent qui affiche des coûts moins élevés[201] ». Comme on l'a vu, lors de la pénurie de beurre à l'automne 2017, les producteurs ont assisté, impuissants, à un débat où les transformateurs mettaient en cause la grande distribution d'accepter difficilement des hausses de prix, alors qu'eux, industriels, étaient accusés de valoriser plus facilement le beurre à l'exportation et d'utiliser davantage le lait pour fabriquer des fromages à plus forte valeur ajoutée.
Du coup, l'agriculture reste sous pression pour produire à des prix toujours tirés vers le bas. Cette course de fond, où la ligne d'arrivée recule sans cesse, a de fortes répercussions sur la situation économique de l'agriculture. Les faillites et les abandons chez les agriculteurs deviennent de plus en plus fréquents, et les concentrations des terres, inévitables. Mais l'agriculture, formée encore majoritairement d'exploitations de type individuel, a tendance à se regrouper. Comme il est impossible de rentabiliser des équipements de plus en plus performants et lourds, la forme sociétaire permet le plus souvent de s'agrandir et de faciliter, en son sein, une spécialisation du travail.
Malgré ses efforts de regroupement au sein des filières, la production agricole est en réalité très atomisée par rapport à une forte concentration des industriels de la transformation et surtout des grandes enseignes de la distribution. Ce qui engage l'agriculture dans un rapport très déséquilibré des forces en présence, qui au bout du compte, fait que la part des producteurs agricoles dans la valeur ajoutée des aliments ne cesse de diminuer, ce qui veut dire que celle qui revient à l'amont et l'aval augmente, dès lors que les prix à la consommation ne baissent pas !

L'enjeu des négociations commerciales sur les prix

Le décalage observé entre l'évolution des prix à la production et celle des biens alimentaires a toujours posé question. La loi Agriculture et Alimentation (Egalim : loi pour l'équilibre des

---

[201] François Purseigle, sociologue auteur du livre *Le Nouveau Capitalisme agricole, de la ferme à la firme.*

relations commerciales dans le secteur agricole et de l'alimentation) de fin 2018 propose de garantir une plus grande transparence des pratiques commerciales, notamment en inversant le mécanisme de construction des prix agricoles, pour prendre en compte la réalité des coûts de production. Elle prétend apporter une réponse à l'éternel débat sur la répartition des marges, en proposant de redonner de la valeur aux agriculteurs par des prix « plus justes ». Son application repose sur l'élaboration d'indicateurs devant permettre d'inverser la construction des prix, pour prendre en compte les coûts de production. Elle demande du temps et aussi des débats entre les acteurs au sein de chaque filière.

En imposant un relèvement du seuil de revente à perte et un encadrement des promotions, la loi a aussi voulu enrayer la guerre commerciale que se livrent les grandes enseignes, en espérant un relâchement de la pression exercée sur les producteurs agricoles et industriels. Ce dispositif a suscité beaucoup de critiques. Soucieuses de sauvegarder le pouvoir d'achat de leur clientèle, les enseignes de la grande distribution ont mis en avant les risques d'inflation. Certaines ont surtout voulu préserver leur stratégie du « prix le plus bas » qui reste le principal argument de vente au niveau de la consommation alimentaire. Mais la critique est également venue de filières agricoles spécialisées sur des produits festifs – comme par exemple le foie gras – soumis à un fort effet de saisonnalité. Elles ont besoin des promotions pour écouler les stocks d'invendus au lendemain des fêtes. Dans les habitudes de consommation, les offres promotionnelles sont aussi devenues un véritable outil de distribution, appréciées des consommateurs en général, et encore plus particulièrement des catégories à faible pouvoir d'achat !

À l'issue de la première année d'application, le bilan dressé tant par les pouvoirs publics que par la profession était le même : « le compte n'y est pas ». À part une augmentation significative de la rémunération des producteurs de lait, pratiquée par quelques coopératives et laiteries, la plupart des industriels et distributeurs, selon la Fédération nationale des producteurs de lait, n'ont pas

joué le jeu et se sont partagé les torts[202]. Les difficultés seraient encore plus grandes dans la filière bovine où les indicateurs de prix sont plus difficiles à élaborer, en raison d'une production plus diversifiée et d'une profession pas encore assez organisée, qui en font une filière extrêmement « disparate et complexe ».
Après avoir auditionné quelque deux cents interlocuteurs, pour comprendre le rôle des centrales d'achat lors des négociations, les députés dénoncent la guerre des prix qui fait rage entre les grandes enseignes et qui met sous pression l'ensemble des acteurs de la chaîne, notamment les producteurs agricoles. Afin d'obtenir des prix plus bas auprès des plus grands fournisseurs de l'agroalimentaire, les grandes enseignes se sont regroupées. Alors qu'elles ne sont plus que quatre à se partager le marché des denrées alimentaires, elles se sont associées, courant 2019, avec leurs homologues étrangères pour créer des centrales d'achats internationales délocalisées en Belgique ou en Suisse. Dans le même temps, les agriculteurs s'interrogent pour savoir ce qu'il advient de la philosophie des états généraux de l'alimentation ; celle qui voulait moraliser les rapports entre partenaires pour davantage d'équité au sein de la chaîne agroalimentaire.
La loi Egalim 2, d'octobre 2021, entend protéger la rémunération des agriculteurs, en « sanctuarisant » leurs coûts de production dans un contexte de hausse du prix des matières premières, notamment des céréales, qui s'ajoute aux autres charges, rendant la situation difficile en particulier pour les filières d'élevage. Cette nouvelle loi définit un certain nombre de contraintes et outils pour les négociations commerciales, comme la contractualisation obligatoire entre le producteur et son acheteur, une clause de révision automatique des prix instaurée sur des indicateurs de coûts pertinents de production, et une transparence totale des conditions générales de vente. Enfin, alors que le dispositif ne s'appliquait qu'aux marques nationales, il intègre désormais les marques de distributeurs.

---

[202] Le prix moyen du lait payé aux producteurs se situait entre janvier et avril 2020 entre 390 et 382 les 1 000 litres. Ces chiffres sont à rapprocher des coûts de production. Selon le Centre national interprofessionnel de l'économie laitière, ces coûts sont estimés à 396 euros en conventionnel et à 530 euros en bio.

Achevées début mars 2022, les négociations se sont révélées plus que difficiles, pour aboutir à une inflation sur les prix d'achat des produits alimentaires de l'ordre de 3 %, avec un taux de signature des contrats de plus de 80 % entre les enseignes et leurs vendeurs. Si les distributeurs se sont déclarés prêts à appliquer les hausses demandées, la profession agricole est loin d'être satisfaite. La Coordination rurale juge le bilan loin d'être à la hauteur des attentes et quant à la FNSEA, elle considère qu'une fois encore, le pouvoir d'achat des consommateurs est privilégié au détriment de celui des agriculteurs.

Face à la flambée des coûts de production liée à la guerre en Ukraine, les négociations à peine terminées, le gouvernement a appelé distributeurs et industriels de l'agroalimentaire à revoir les contrats. Certains industriels n'ont pas attendu le gouvernement pour négocier un nouvel accord avec leurs producteurs. Ainsi, le fromager Bel annonçait début avril avoir relevé son prix de référence jusqu'en septembre. De son côté, le leader mondial du lait, Lactalis, a trouvé avec ses producteurs un accord pour une revalorisation du prix du lait sur mai et juin, en espérant passer les hausses au niveau de la grande distribution. Dans le même temps, d'autres enseignes ou industriels, comme Intermarché et l'abattoir SVA-Jean Rozé, contractualisent avec la première association d'organisations de producteurs bovins en France (ELVEAOP). Accord qui fixe des prix rémunérateurs sur une durée de trois ans, à partir des coûts de production. Près de trois cents magasins d'Intermarché sont engagés dans cette démarche qui valorise en quatre ans plus de 15 000 animaux. C'est l'une des premières applications concrètes de la loi Egalim 2 dans la filière bovine.

Les conséquences de la guerre en Ukraine sur le prix des engrais ou la hausse des matières premières agricoles, auxquelles sont venues s'ajouter la sécheresse et la grippe aviaire, ont cependant fini par créer une forte tension dans les filières alimentaires, de la production jusqu'à la transformation industrielle. L'année 2022 aura donc connu une situation tout à fait exceptionnelle. En novembre s'ouvraient les négociations des prix pour la nouvelle campagne, alors que se poursuivaient en parallèle les renégociations des tarifs pour l'année 2022, pour répercuter la flambée des coûts de production. Plusieurs acteurs n'ont pas manqué de s'interroger sur le principe de la négociation commerciale annuelle, qui est une spécificité française. Certains suggèrent de supprimer tout simplement le principe du rendez-vous annuel pour repenser la négociation des prix alimentaires en rendant les tarifs plus réactifs[203].

[203] C'est l'avis de Serge Papin, ancien PDG de système U et auteur d'un rapport qui a nourri les débats sur la loi Egalim 2 d'octobre 2021. « *La guerre des prix est décuplée avec l'inflation...* Mettre en place des contrats de filière [...] qui engagent les trois composantes de la négociation (production, transformation, distribution) [...]. S'engager sur le temps long harmonise le partage de la valeur ajoutée et apporte de la sérénité qui permet d'investir. Pour y parvenir il faudrait sortir des négociations annuelles et entrer dans un système de négociations pluriannuelles », Entretien *Ouest-France* du 05/10/22.

22 – LA GASTRONOMIE, REFLET DE L'EXCELLENCE AGRICOLE

Au travers de la diversité de produits agricoles de qualité et de pratiques culinaires renommées, la gastronomie est la forme la plus palpable et la plus valorisante du savoir-faire des agriculteurs et de la richesse de nos territoires. Elle exprime ainsi le lien très fort qui de tout temps existe entre agriculture, produits du terroir et « art culinaire ». La restauration représente l'un des débouchés importants de l'agriculture. C'est l'un des pans de la gastronomie qui a le plus souffert de la pandémie et qui a mis à rude épreuve des secteurs spécialisés comme en viticulture, foie gras, viandes et fromages Label Rouge.
Par opposition à l'industrialisation de la production, à la distribution de masse et à l'uniformisation des goûts, la gastronomie s'inscrit dans l'authenticité de pratiques et d'usages, révélant une sorte de reconnaissance patrimoniale dans le domaine de l'alimentation. Dans une société en quête de sens, « l'art du bien-manger et de la table » reste très lié à notre histoire et à notre culture. En même temps, il est devenu un puissant vecteur de valorisation de l'identité des régions et de développement local. « Un savoir-faire ancestral, un souci de nos producteurs, du produit, des saisonnalités et de la transmission », voilà ce qui différencie la gastronomie française des autres cuisines du monde, selon Guillaume Gomez, ambassadeur de la gastronomie française[204].

Pas de bonne cuisine sans de bons produits

Consacrée par notre modèle alimentaire, la gastronomie française accorde une très grande importance au goût des aliments. De nos jours, elle répond à un besoin des consommateurs, de ceux qui savent faire la différence, selon

---

[204] Ancien chef des cuisines de l'Élysée. *Ouest-France* des 26-27/02/2022 : De l'Élysée à la gastronomie engagée dans les problématiques actuelles : notamment dans les modes de production et pour aller vers davantage de bon sens alimentaire.

l'expression de J. R. Pitte[205] entre un aliment industriel, « à la saveur égale d'un bout à l'autre de l'année et d'une année sur l'autre », d'un produit authentique de terroir, au goût nuancé et changeant au rythme des saisons.
Les grands chefs sont unanimes. Pour faire une cuisine de qualité, le produit doit être le meilleur, c'est-à-dire de saison, sain et d'une irréprochable fraîcheur. Car la bonne cuisine est avant tout tournée vers le produit et ses qualités. Elle est élaborée dans « le respect du produit », insiste Michel Guérard[206], l'un des mousquetaires de la Nouvelle Cuisine qui insiste sur la nécessité de « bien le choisir, ne pas le travestir et ne pas le surcuire ».
La bonne cuisine exclut donc les fruits farineux, insipides qui ont perdu leur couleur et leur saveur, ou encore les légumes flétris, fanés ou pleins de taches. Cette règle est d'autant plus importante de nos jours que le bon produit a tendance à devenir une denrée rare. Pour garder leurs valeurs nutritives et gustatives, on cherchera plutôt à faire passer les produits « de la ferme à l'assiette », pour éviter les circuits longs et favoriser un approvisionnement local qui se fonde sur la saisonnalité des produits et le respect de l'environnement. La plupart des chefs étoilés travaillent essentiellement des produits bruts, car ils savent manier les saveurs pour en faire « des œuvres d'art » pour le palais. Certains n'ont d'ailleurs pas hésité à s'installer dans des coins renommés pour leur gastronomie. Convaincus par la qualité des produits autant que par la proximité, de grands noms vont à la rencontre des producteurs pour s'approvisionner en produits bio ou non, en fruits et légumes cueillis à maturité, en lait cru frais, en viande issue de races à viande, comme la charolaise ou l'Aubrac, de porcs ou volailles élevés sur paille ou

---

205 https://www.terroirsdechefs.culture.fr – Jean Robert Pitte, secrétaire perpétuel de l'Académie des sciences morales et président de la Mission française du patrimoine et des cultures alimentaires. Spécialiste de la géographie de la gastronomie et du vin, J. R. Pitte montre que le seul avenir de la production alimentaire réside dans la qualité et la diversité, lesquelles contribuent fortement à créer de beaux paysages.

206 https://www.terroirsdechefs.com – La ligne de force de la cuisine, c'est le goût et son corolaire immédiat le plaisir. Michel Guérard est l'initiateur incontesté « d'une alimentation responsable qui a définitivement changé les rapports entre la santé, la nutrition et la gastronomie ».

en plein air, sans antibiotiques, ni OGM. Certains, comme le chef étoilé de l'Amphitryon de Lorient[207], vont même jusqu'à la suppression de la traditionnelle carte, avec sa liste de plats, pour s'adapter totalement à ce que les producteurs peuvent proposer à travers leurs produits de saison, en se séparant « des intermédiaires pour être au plus court ».

Le tourisme culinaire : à la découverte du goût

En joignant gastronomie et terroir, le tourisme culinaire propose de découvrir des régions, pour savourer leurs produits et leurs plats typiques. La plupart des régions possèdent une cuisine de caractère identitaire qui fait partie du patrimoine gastronomique français. Pour les spécialistes, le tourisme culinaire est, en quelque sorte, un véritable voyage au pays du goût. La gastronomie, l'œnologie, l'agritourisme sont des vecteurs importants pour découvrir la culture des territoires et valoriser les produits du terroir de fabrication fermière ou artisanale. Quant au tourisme à la ferme, il privilégiera davantage la découverte du milieu agricole en favorisant les rencontres avec des producteurs agricoles, tout en permettant aux visiteurs de savourer des plats typiques du terroir.

Ainsi, les régions misent sur le tourisme pour faire connaître leurs territoires, en mettant en avant la typicité et le savoir-faire. Si les visiteurs ne sont pas tous des gastronomes, mais des touristes avertis à la découverte des spécialités locales, ils sont, selon les spécialistes, « à la recherche d'expériences sensorielles, de plaisir et d'émotions ». À la différence de cette forme particulière de tourisme, le tourisme gastronomique ira à la découverte de restaurants de renommée internationale. « Sa motivation est moins la recherche d'une authenticité que celle de vivre des expériences gustatives uniques dans un cadre d'excellence ».

En associant une visite touristique à un produit du terroir, à une spécialité culinaire locale, la démarche répond à une quête d'authenticité au travers de produits porteurs d'identité et d'une

[207] Ouest-France.fr – Olivier Beurné veut donner les clés aux producteurs. Il ne proposera plus la traditionnelle carte avec ses plats. Les livraisons des producteurs deviendront le « cadeau » avec lequel l'équipe jouera sa partition.

culture locale. La gastronomie contribue donc indiscutablement à la renommée de territoires. La Bourgogne, le Périgord, l'Alsace, la Normandie et bien d'autres ont bâti leur attractivité sur l'offre de produits d'excellence et de cuisines d'exception. Les produits alimentaires et les traditions gastronomiques attachés à une région sont devenus de vrais arguments touristiques. C'est aussi le moyen de faire connaître et de valoriser directement des produits labellisés AOP, IGP ou Label Rouge supérieurs en goût comme en finesse et qui ont « la puissance d'évocation d'une culture originale, d'un paysage ».

L'image de l'agriculture française dans le monde

Si, en termes de santé, il est difficile de dire que la cuisine française est l'une des meilleures du monde, notre régime alimentaire arriverait, pour le moment encore, en peloton de tête en ce qui concerne l'espérance de vie[208]. C'est ce qu'explique F. R. Gaudry, journaliste et critique gastronomique. « Le régime alimentaire français, quand il reste basé sur des produits du terroir, avec la volonté de cuisiner à la maison et sans produits transformés, alors oui, c'est une cuisine équilibrée et bonne pour la santé ». Comme nous y invite Jean Vitaux, auteur d'un livre sur la gastronomie[209], il ne faut pas confondre « alimentation » et « gastronomie » !

Ainsi, la restauration gastronomique reste quant à elle une fierté et la première vitrine du savoir-faire de la cuisine française. Son influence s'exerce bien au-delà de nos frontières. Avec près de 90 millions de visiteurs étrangers chaque année, la France est la première destination touristique mondiale. Ainsi, la gastronomie assure la promotion de notre patrimoine alimentaire à l'international en mettant en valeur nos produits d'exception. Elle porte directement l'image de l'agriculture française et des terroirs dans le monde. Aujourd'hui, près d'un millier de produits

---

[208] Ouest-France.fr/leditiondusoir/2022-02-16 – A-t-on raison de penser que la cuisine française est la meilleure du monde ? Entretien avec François Régis Gaudry – auteur du livre *On va déguster la France* (éditions Marabout) à l'occasion de la treizième saison de Top Chef de retour sur M6 le 16/02/2022. Propos recueillis par Édouard Lamort.

[209] Collection Que sais-je, année 2007 (PUF). Jean Vitaux offre une plongée, riche, gourmande et rigoureuse dans notre imaginaire culinaire.

bénéficie d'un signe officiel de qualité, avec notamment plus de trois cents appellations d'origine viticole, une cinquantaine d'origine protégée en matière fromagère ou laitière, plus de quatre cents Labels Rouges pour les viandes et volailles. Ces appellations qui pèseraient plus de 20 milliards d'euros de chiffre d'affaires font également la réputation de notre agriculture dans le monde.

À elles seules, les exportations de vins et spiritueux auraient totalisé, en 2019, 14 milliards d'euros. L'excédent commercial ainsi dégagé est évalué à 12,7 milliards en croissance de 8,5 % l'an, proche de celui d'Airbus mais devant le luxe et le cosmétique. À côté du champagne, le cognac en est une autre illustration. Exporté surtout sur le marché nord-américain, mais aussi en Europe et en Asie, il a représenté, par exemple sur la campagne 2016-2017, un chiffre d'affaires de 3 milliards d'euros. Les fromages français comme le roquefort, le saint-nectaire, l'emmental ou le camembert, sont également fort appréciés à l'étranger.

En entrant dans la composition des plats, ou en accompagnant les mets de la meilleure cuisine française, nos produits agricoles participent non seulement au rayonnement de la gastronomie, mais en même temps font la renommée de l'agriculture de notre pays à l'étranger.

Dans un article sur « Slow Food[210] », Gilles Fumey rappelle que le créateur de ce mouvement se réfère souvent à l'un des théoriciens de la gastronomie française, le magistrat Anthelme Brillat-Savarin. « Parce que sa gastronomie englobe ce qui relève de la physique et de la chimie, de la cuisine et du commerce mais aussi de l'économie politique. Une telle vision permet de ne jamais couper l'alimentation de l'agriculture ».

---

210 Slow Food, des nourritures militantes. Contre la « malbouffe », ce mouvement appelle à choisir une alimentation plus saine pour le corps et l'environnement. Article de Gilles Fumey, géographe et auteur de plusieurs ouvrages dont : *Manger local, manger global*, CNRS, 2021. *Sciences humaines*, n° 338 de juillet 2021.

23 – LES CIRCUITS COURTS PEUVENT-ILS CONSTITUER UNE ALTERNATIVE ?

S'inscrivant dans une logique de consommation durable et responsable, ils bénéficient d'une image favorable, largement confortée par la crise du Covid. Mais de là à s'imposer face à la grande distribution, le mouvement risque d'être long et difficile. Rappelons que le circuit court se caractérise par la vente directe du producteur au consommateur ou limitée à un seul intermédiaire. Ce qui veut dire qu'aucune distance maximale n'est imposée entre le lieu de production et celui de consommation. Dans les faits, le « local » est largement privilégié pour des raisons de délais et de coût, de transport et de conservation, de traçabilité et de garantie sur les conditions de production. La notion de produit local en circuit court veut désigner « des denrées peu ou pas traitées, respectant les saisonnalités et récoltées à maturité ». Dans les faits, nous dit Yuna Chiffoleau[211], « il y a cinq fois plus d'exploitants certifiés bio dans les circuits courts, et les trois quarts des agriculteurs ont "écologisé" leurs pratiques ».
Malgré tout, la vente directe du producteur au consommateur reste d'un volume encore faible face à la prédominance de la grande distribution, auprès de laquelle les foyers réalisent l'essentiel de leurs achats de produits alimentaires. En 2017, ceux-ci représentaient environ 70 % des dépenses des ménages consacrées à l'alimentation, alors que la vente en circuit court était évaluée à 10 %. Selon les chiffres du dernier recensement agricole, les circuits courts seraient pratiqués par un peu plus de 100 000 producteurs, soit environ un agriculteur sur cinq, et seulement sur une partie de leur production. Depuis, le Covid et les périodes de confinement ont bousculé pour de nombreux foyers, du moins momentanément, la façon de se nourrir et de s'approvisionner, pouvant conduire les circuits courts à assurer jusqu'à 15 à 20 % du panier alimentaire… et à représenter un agriculteur sur 4, selon la spécialiste Yuna Chiffoleau.

---

[211] Yuna Chiffoleau, directrice de recherche à l'INRAE (Institut national de recherche agronomique pour l'agriculture, l'alimentation et l'environnement). Circuits courts, Sur la piste du produit local. Que Choisir, n° 611, mars 2022.

Une tendance confortée par la crise sanitaire

Durant le confinement, les repas pris ordinairement à l'extérieur se sont relocalisés au domicile. Du fait même du télétravail, l'alimentation a pris une place plus importante que la normale au sein des foyers, pour devenir la grande préoccupation. Ainsi, les consommateurs auront été nombreux à se tourner vers les producteurs, allant même pour les plus sensibles à la qualité et à la saveur des produits, jusqu'à plébisciter le frais et le bio. La crise a donné un coup d'accélérateur à ces nouvelles tendances que sont le local et la proximité favorisant les produits de saison.

Deux phénomènes expliquent le succès des circuits courts. À une époque où le modèle des hypermarchés marque le pas, la période a favorisé la proximité, bénéficiant aussi de la fermeture des marchés de plein air. En même temps, et dans ce contexte très particulier, la grande distribution aura su soutenir les filières agricoles, en proposant, au plus fort de la crise, aux producteurs d'écouler les surplus de marchandises. Au total, les grandes et moyennes surfaces ont joué le jeu de l'origine locale et de l'origine France. Le succès des circuits courts est donc dû également en partie à l'implication des grandes enseignes qui s'en sont fait un partenaire local, voulant également de leur côté prévenir le risque d'une rupture d'approvisionnement.

Si la grande distribution n'a pas tardé à mettre en avant les produits frais et locaux, un deuxième phénomène a joué dans le développement de la vente directe. Le confinement s'est en effet révélé propice aux innovations : l'e-commerce, livraison à domicile, commandes groupées… amenant producteurs et consommateurs à faire preuve d'imagination et de réactivité. Le succès des circuits courts s'explique aussi, et pour beaucoup, par celui du *drive* qui en se popularisant a révolutionné la vente directe.

Si, pour leur part et durant le confinement, les consommateurs ont su s'adapter, éventuellement en se tournant vers les producteurs, il ne semble pas, à partir de la vente directe, se dessiner pour autant une alternative au mode de distribution dominant des « circuits longs alimentaires ». Même si à qualité égale le « local » n'est pas plus cher – voire peut-être moins – le consommateur doit multiplier les lieux d'achat. Le circuit court est chronophage surtout que s'agissant principalement de produits bruts, vient s'ajouter le temps de préparation. Sous cet angle, les circuits courts trouvent rapidement leurs limites au regard des nouvelles tendances ; celles qui conduisent à accorder de plus en plus de place à la restauration rapide ou à la praticité qui favorise les produits transformés, le « prêt à consommer ». En d'autres termes, sommes-nous capables de modifier nos comportements au point de renoncer à manger de tout en toute saison, de donner plus d'importance aux produits frais, au vrai, à l'authentique, en attachant à notre nourriture plus de temps et de valeur ?

Il est cependant difficile de prendre la mesure réelle du mouvement observé lors du confinement. Le retour à la vie normale, c'est reprendre pleinement ses activités et aussi retrouver ses habitudes et ses loisirs ; autant de sollicitations qui viennent grever le budget de nombreux foyers au détriment de la nourriture. Par ailleurs, le retour au local s'est trouvé contrarié par la pression sur le pouvoir d'achat. La guerre des prix n'est certainement pas terminée, comme l'a rappelé début 2022 l'initiative des centres Leclerc, en fixant le prix de la baguette à 29 centimes (prix sur lequel Lidl n'a pas tardé à s'aligner), et avant même que nous entrions dans cette période inflationniste due à la guerre en Ukraine.

Pour leur part, les agriculteurs sont de plus en plus nombreux à s'associer pour créer leurs propres marques, et prendre en main la vente de leur production, allant même, pour certains, jusqu'à investir dans les outils de commercialisation. La marque de lait *Faire France*, qui appartient à plus de 500 éleveurs, témoigne de l'originalité de la démarche que l'on retrouve à travers d'autres marques de producteurs. Cinq d'entre elles, récemment créées, ont été présentées au Salon de l'agriculture de 2020. *Faire France* permet aux éleveurs d'être non seulement rémunérés en fonction des coûts de production (elle garantit dix centimes de plus par litre que le prix payé par les laiteries), mais son originalité est aussi la traçabilité en se positionnant sur un nouveau segment qui associe « bio, local et fermier », segment sur lequel les producteurs sont en monopole, comme l'explique Olivier Mevel, enseignant-chercheur à l'Université de Bretagne. À titre d'exemple, l'association Bio Champagne-Ardenne, avec quinze années d'expérience et vingt-six producteurs, affiche une belle réussite de vente directe auprès des cantines scolaires, des restaurants d'entreprise et des hôpitaux[212]. L'association répond aux appels d'offres et propose un catalogue de produits adaptés aux professionnels de la restauration. Si les prix sont fixés librement par les agriculteurs, cette démarche demande, selon les responsables, beaucoup de rigueur, qu'il s'agisse de l'étiquetage et du calibrage des produits, de la propreté des denrées livrées.

La coexistence des modes d'approvisionnement

S'il est vrai que des grands noms de la gastronomie sont plus nombreux à travailler en direct avec les producteurs sur du frais, en bio et en qualité, et que la restauration collective est également amenée à s'approvisionner davantage localement en produits frais et de saison, la vente directe ne remplacera pas la grande distribution[213]. Même s'il est démontré qu'à qualité égale, un produit en circuit court n'est pas plus cher qu'en circuit long, il faut bien reconnaître que les produits de qualité ne sont pas à la portée de tous. Les dépenses alimentaires restent étroitement corrélées au niveau de revenus des ménages. Or, les productions sous signes de qualité et bio, issues pour la plupart de cultures à faibles intrants et avec des rendements plus faibles ou issus d'élevage en plein air, ont en général un coût de revient plus élevé. Leur prix ne les rend pas forcément accessibles à la majorité des consommateurs. Et puis, avons-nous toujours le recul suffisant pour apprécier le rapport qualité/prix du point de vue de notre équilibre alimentaire !

L'engouement pour le bio et les produits locaux n'a pas bénéficié de la même manière à tous les circuits, en raison sans doute de la concurrence croissante des grandes surfaces qui ont largement investi ces nouveaux marchés. D'ailleurs dans plusieurs régions, les producteurs l'ont bien compris. Ils développent une politique de contractualisation dans les filières longues de proximité en lançant leur propre marque. Les marques de producteurs de lait vendues en grande surface, comme par exemple « Juste et

---

212 Cantines, la Force du Collectif. Art. de Bertille Quantinet, *La France agricole* du 06/05/2022.

213 Et si on mangeait local ? Ce que les circuits courts vont changer dans mon quotidien, Éd. Quae.

Vendéen », « Bleu-Blanc-Cœur » ou « Les éleveurs vous disent MERCI ! » sont fondées sur la promesse de qualité, dans le respect de la nature et se veulent être accessibles à tous.
D'autres, à l'exemple du département de l'Isère, qui est pourtant très largement pourvu en magasins de producteurs, ont choisi de mettre en œuvre une stratégie plus globale, en créant un pôle alimentaire regroupant tous les acteurs. En travaillant sur le plan local avec la grande distribution, ils espèrent toucher les consommateurs qui s'approvisionnent régulièrement dans les supermarchés et hypermarchés. En s'engageant sur une marque locale et équitable, avec un cahier des charges qui garantit non pas « une sur-qualité mais une qualité accessible à tous » à un prix rémunérateur pour les producteurs, la démarche vise à valoriser directement, et plus largement, les produis issus de fermes du département et des produits transformés ou fabriqués à partir des matières premières locales. C'est ce qui explique que les deux modes d'approvisionnement – circuits courts et grande distribution – ne constituent pas deux univers séparés. Producteurs et consommateurs engagés dans les systèmes alternatifs participent également, pour la plupart, aux systèmes conventionnels. Ce qui veut dire que les consommateurs qui s'approvisionnent en circuits courts fréquentent pour une partie de leurs achats les grandes surfaces, et que les agriculteurs qui font de la vente directe peuvent commercialiser également une partie de leur production par l'intermédiaire des industries agroalimentaires ou de la grande distribution. Conjuguer circuits courts et circuits longs peut être, pour les producteurs, un moyen de sécuriser leur exploitation.
L'engagement de la grande distribution en faveur des produits agricoles frais et locaux se heurte, comme le fait justement observer Yuna Chiffoleau[214], au modèle économique des grandes enseignes. Celui-ci se fonde sur des prix d'achat au plus bas obtenus grâce à leur stratégie d'approvisionnement, centralisée à l'échelle nationale, exigeant quantité et standardisation. Alors que l'approvisionnement en circuit court « reste à l'initiative de chaque magasin » et porte sur des quantités réduites et des produits peu diversifiés pour représenter un faible pourcentage

[214] Que Choisir, n° 611, mars 2022.

« face à la masse de références issues de l'industrie agroalimentaire ».
Les agriculteurs sont fortement incités à la vente directe, en passant éventuellement par la transformation de leurs produits. Le circuit court s'impose comme une solution pour récupérer de la valeur sur la chaîne de distribution. Certes, les circuits courts n'écouleront pas toute la production. La vente directe se dessine néanmoins comme une tendance lourde pour les prochaines années, parce qu'elle répond à des besoins et qu'elle permet aux producteurs de reprendre la main sur la valorisation de leur propre activité.
Les consommateurs ont tendance à faire davantage confiance à un aliment produit près de chez eux, à plus forte raison s'ils ont un contact direct avec le producteur. Mais c'est avant tout la qualité du produit, en particulier la fraîcheur et le goût qui l'emportent. Des légumes ramassés le matin même, des fruits cueillis à maturité font souvent la différence par rapport à des produits sélectionnés pour résister au temps et au transport qui séparent la récolte de la distribution. Le consommateur raisonne en termes de qualité/prix. Il peut accepter de payer un peu plus cher, ce qu'il pourra considérer comme étant celui du gage « de confiance et de la qualité ».
En pleine évolution, les circuits courts prennent différentes formes. Sur place à la ferme, en magasin ou en cueillette, sur les marchés, en point de vente en ville, individuellement ou à plusieurs producteurs, d'autres utilisent le numérique avec des drives fermiers. Par exemple, *« pourdebon.com »* propose aux consommateurs de faire leurs courses « en direct ». Ce site ne recense pas moins de deux cents producteurs.
Les marchés s'adaptent, même en campagne, à l'instar de celui de Chagny en Saône-et-Loire, ville de 5 500 habitants. Labellisé *Marché de France*, saveurs et savoir-faire de Bourgogne, il privilégie les produits répondant à une responsabilité sociale, issus de l'agriculture bio, des filières courtes ou d'un commerce éthique ou équitable.
Les circuits courts s'intéressent de plus en plus à la restauration collective où la part des produits locaux très variable est loin d'être satisfaisante. Les difficultés sont nombreuses. La restauration collective travaille sur des volumes importants. Elle

a besoin d'une planification sur la durée et pose l'épineux problème du prix. Les producteurs ont aussi besoin de s'associer à un réseau de transformation et de distribution de proximité qui fait le plus souvent défaut. Des montages se mettent en place, comme en Bretagne où la Chambre d'agriculture a créé *Breiz'Alim*, qui recense tous les producteurs capables d'approvisionner la restauration collective, ou encore celle du Loiret qui a lancé une plateforme *Approlocal* qui met en relation les producteurs avec les collectivités.

Produire autrement

Vendre directement aux consommateurs conduit de plus en plus d'agriculteurs à élargir leur activité en valorisant les produits de la ferme par la transformation. C'est le projet de la ferme *d'Ana-Soiz*, située en Île-et-Vilaine, mené avec succès par une jeune agricultrice, et qui a pour marque de fabrique *« le terroir*[215] *»*. Avec son mari, elle a « voulu reprendre la main sur la matière première ». Après une première étape de conversion bio, ils ont décidé d'aller plus loin dans la valorisation de leurs produits. La ferme emploie plusieurs salariés, offre toute une gamme de produits ultrafrais et écoule 30 000 yaourts par semaine distribués auprès des établissements scolaires, des maisons de retraite, restaurants d'entreprise, épiceries, magasins spécialisés et GMS. La ferme adhère au réseau *« invitation à la ferme »* qui regroupe une trentaine d'exploitations bio en vente directe. Elles partagent le même cahier des charges, des produits fabriqués avec le lait de la ferme qui « n'est ni standardisé, ni homogénéisé pour garder ses qualités nutritionnelles ».

C'est aussi l'idée d'un groupe d'une quinzaine d'agriculteurs des Alpilles de proposer des buffets fermiers. Après trois mois de fonctionnement, le groupe servait une dizaine de buffets à des collectivités et à des associations locales, dont un pour 250 personnes. Si c'est un bon moyen de promouvoir leurs

---

[215] *La France agricole* du 01/11/2019 : « La ferme d'Ana-Soiz régale les locaux ».

productions, le plus compliqué, « c'est de jongler avec des produits qui sont saisonniers[216] ».
Une tendance de fond se dessine donc depuis quelques années en faveur des produits locaux et qui soutient la vente directe par les producteurs. En 2010, sans tenir compte du secteur du vin, où elle est depuis toujours une pratique courante, environ un agriculteur sur cinq vendait une part de sa production en circuit court, selon la définition du ministère de l'Agriculture avec au maximum un seul intermédiaire. Ce sont les producteurs de miel, de fruits et légumes et les viticulteurs qui seraient les plus actifs. Mais les statistiques officielles prennent pas ou peu en compte les petits producteurs, qui travaillent sur des unités réduites, avec seulement quelques hectares ou quelques animaux. Ceux qui n'ont pas la dimension économique, leur conférant le statut d'agriculteurs, représenteraient un tiers des exploitations en métropole, et se reconnaissent plutôt dans *« l'agriculture paysanne »*. Or, leur rôle est loin d'être négligeable. Ces installations se réalisent autour des agglomérations, à proximité des centres urbains ou dans les zones touristiques. Très ancrées dans le local, elles misent souvent sur la diversification et une valorisation des produits par la transformation.
La demande en matière de bio et de circuits courts suscite de nouvelles vocations pour s'installer à proximité des grandes villes, là où il y a de la consommation et un marché à prendre, notamment en matière de fruits et légumes. Ainsi, par exemple, le Loiret a enregistré en 2018 la création d'une quarantaine d'exploitations (sans compter les installations ne bénéficiant pas des aides de l'État), à la lisière des grandes villes du département. Ce mouvement est assez général et surtout à proximité des grandes agglomérations et dans les zones touristiques du sud et de l'ouest de la France, mais également un peu partout sur l'ensemble du territoire.
Qu'elles aient ou non la reconnaissance « d'exploitation agricole », elles ont pour la première fois pris place en 2020 au Salon de l'Agriculture. Ainsi, dix-sept élevages de races méconnues, ou en voie de disparition, de chevaux, chèvres et

---

[216] *La France agricole* du 03/01/20 : « Des buffets fermiers mitonnés par un collectif d'agriculteurs. »

moutons ont participé au concours national de l'agro-biodiversité animale visant à protéger le patrimoine génétique.
Ces petites unités mettent en valeur des productions originales, en faisant revivre parfois des variétés et espèces anciennes ou abandonnées, cultivées ou élevées selon les techniques relevant d'une agriculture plus naturelle. Elles offrent le plus souvent des produits qui se veulent « authentiques » pour redonner du goût à notre nourriture en élargissant la palette des aliments.

24 – NOTRE MODÈLE ALIMENTAIRE SERAIT-IL EN DANGER ?

Comparé à d'autres, il semblerait résister à l'évolution des modes de vie. Pourtant, en France comme dans la plupart des pays occidentaux, les comportements alimentaires se modifient et, pour certains, notre modèle serait de plus en plus mis à mal. France Stratégie observe que notre modèle alimentaire se distingue des autres régimes européens « par sa diversité, liée aux spécificités régionales pédoclimatiques et culturelles, ainsi qu'au positionnement de la France, au confluent des influences méditerranéennes et nordiques ». L'une de ses grandes caractéristiques, souligne *le Grand Livre de notre alimentation*, tient avant tout à la diversité de productions agricoles tant végétales qu'animales qui nous offre dans la plupart des domaines, et encore aujourd'hui, toute une gamme de variétés adaptées à nos terroirs et valorisées selon les traditions culinaires des régions. Mais pour combien de temps encore ?

Les grandes enseignes obligées à se réinventer

La production et la vente de la nourriture à grande échelle et au moindre coût ont conduit le secteur agricole dans une production de masse. Mouvement qui est allé de pair avec une uniformisation et standardisation des produits, avec un usage d'additifs et d'ingrédients qui modifie la nature même de l'alimentation. Cette évolution a sensiblement réduit la diversité des produits agricoles. Elle en a surtout fait des matières premières pour la fabrication d'aliments transformés, réduisant peu à peu la part des produits agricoles bruts et frais consommés. Après avoir vécu et prospéré sur les modèles du passé, aujourd'hui, les grandes enseignes cherchent à se réinventer à une période où les consommateurs se dirigent davantage vers la qualité. L'hypermarché laisserait place aux supermarchés alors que le *drive* connaît un certain succès. Les achats en ligne gagnent des parts de marché dans l'alimentaire avec une progression de plus de 7 % en 2018, et de plus en plus d'utilisateurs avec le confinement. Par ailleurs, les Hard Discounts (Lidl, Aldi, Netto) ne sont plus forcément les leaders des produits de base d'entrée de gamme. Les discounters tendent

vers plus de qualité, alors que les hypers et supermarchés ont des rayons entiers de produits premiers prix. Ce qui montre bien que tout le secteur de la grande distribution est en pleine évolution.
En s'engageant dans le bio et les produits du terroir, en faveur du bien-être animal ou du développement durable, la grande distribution tend à se positionner sur les approvisionnements de proximité. Cette stratégie devrait logiquement mieux valoriser les produits agricoles. Du côté industriel, certains prennent l'option du végétal. Selon l'ancien PDG de Danone[217], les modèles ne s'opposent pas mais se complètent. La recherche de naturel et « de produits alimentaires moins transformés devrait faire bouger l'industrie tout entière ». Industriels et grandes enseignes cherchent donc à développer leurs propres marques, tout en assurant une montée en gamme des produits. Ces initiatives s'inscrivent généralement dans des relations contractuelles avec les producteurs qui, eux, doivent s'adapter pour satisfaire de nouvelles exigences.

De leur côté, les filières agricoles s'adaptent

Le succès de la coopérative normande Biocer, avec ses céréales, est un exemple de la capacité du premier maillon de la chaîne, c'est-à-dire des producteurs, à s'adapter à l'évolution du marché. Depuis 2016, l'offre avait du mal à suivre la demande, les coopérateurs ont décidé de changer d'échelle en passant à 25 000 tonnes en 2020 et à 50 000 en 2025. Biocer produit et vend en boulangerie et réseau Bio-coop de la farine de blé mais aussi d'épeautre, seigle, orge, sarrasin… L'alimentation humaine reste le principal débouché de *Fermes bio* – une union commerciale formée avec deux autres coopératives – qui, en 2019, représentait près de 20 % de la production nationale de céréales bio[218].
Pour les producteurs, qu'ils soient industriels ou agriculteurs, la montée en gamme est longtemps restée un marché de niche. Elle devient non seulement un produit d'appel pour la grande distribution, mais elle peut donner lieu à de belles performances

[217] Interview d'Emmanuel Faber, *Les Échos* du 23/12/2019.

[218] *Ouest-France* du 13/12/19. Art. de Guillaume LE DU, Avec ses céréales, Biocer récolte le succès.

sur un marché alimentaire concurrentiel. C'est ce qu'a connu la filiale bio de Danone, les *« Prés rient bio »*, qui produit des yaourts, crèmes et desserts lactés. Avec ses deux marques les *« 2 vaches »* et *« Faire Bien »*, elle a enregistré une progression de son chiffre d'affaires de 23 % en 2019. Engagés dans une démarche « équitable », les producteurs de lait bio, qui livrent à la filiale de Danone, obtenaient une plus juste rémunération de leur travail en bénéficiant d'un contrat de cinq ans[219].
La filière viande bovine mise également sur la qualité pour reconquérir les consommateurs. Les races à viande ont au centre de leur stratégie la montée en puissance du Label Rouge, un signe de qualité qui rassemble 15 000 élevages certifiés. La filière qui se veut plus exigeante pour mieux répondre aux attentes de la société se donne pour objectif « de passer de 5 % à 40 % de viande bovine labellisée dans les rayons de la grande distribution ». Depuis décembre 2019, la contractualisation écrite est obligatoire, de l'éleveur au distributeur, pour toute transaction commerciale de bovins vifs ou de viande bovine en Label Rouge. L'accord doit comporter l'indicateur de coûts de production devant permettre d'assurer à l'éleveur un prix plus juste, ainsi qu'un engagement ferme sur les volumes prévisionnels.
La viticulture n'est pas en reste. La production de vin bio se développe très vite. La France pourrait bientôt avoir le second plus grand vignoble bio du monde derrière celui de l'Italie. Vignerons et négoce jouent donc la carte d'un vin plus écologique, de la vigne à la table, en économisant sur les traitements et les emballages. Selon l'Agence bio – en ajoutant les surfaces certifiées et celles en cours de conversion – l'agriculture biologique avait déjà en 2018 près de 95 000 ha de vignes, soit 12 % du vignoble national et environ 6 700 domaines viticoles, et devait monter à 125 000 ha en 2023. De son côté, la grande distribution prend de plus en plus en compte le critère de « vin responsable » et 40 % des consommateurs achètent désormais leur vin en fonction de ce critère.
Dans le domaine viticole, la volonté de répondre au marché intérieur peut donner lieu à des initiatives originales, lorsque par

---

219 *Ouest-France* du 18-19/12/20. Ventes records pour les « Prés rient bio ».

exemple les céréaliers et les éleveurs se diversifient dans la vigne. C'est l'idée des adhérents de la coopérative Bourgogne du Sud qui se sont lancés dans la production de raisins destinés à la fabrication de vin effervescent, en substitution à des importations espagnoles et italiennes. Vendu sous l'étiquette « Vin de France », il est commercialisé par un négociant local, la Maison Boisset. Déjà 65 ha ont été plantés au sud-est de Beaune (Côte d'Or) avec une garantie de prix du raisin sur dix-huit ans.
Sortir du bas de gamme pour offrir des produits de qualité, savoureux, c'est également l'ambition de la Nouvelle Agriculture, créée par la coopérative Terrena qui est la marque des agriculteurs de l'Ouest. Elle s'engage à produire mieux en conciliant progrès et nature, et ainsi à se différencier des produits d'entrée de gamme, en apportant une plus-value par la qualité et la traçabilité du champ à l'assiette.
Dans leur livre Maximilien Rouer et Hubert Garaud – président de Terrena [220] – recensent plus d'une centaine d'initiatives répondant aux demandes de la société et montrant comment l'avenir agricole se construit « une agriculture écologiquement intensive ou agro-écologie […] une agriculture en harmonie avec le modèle culturel et social de tout un pays, une France de la diversité et de l'amour du bien-être ».

Relocaliser l'approvisionnement

Portées sur plusieurs années par un marché bio en plein développement et la recherche d'une qualité plus sûre, les sollicitations auprès des agriculteurs se sont multipliées de la part de la grande distribution, comme des industriels. C'est par exemple le cas du secteur sucrier qui a dû affronter une grave crise, le contraignant à fermer plusieurs sites. Il lui faut cependant répondre à une demande de sucre blanc de haute qualité, bio et local, destinée à remplacer une offre jusqu'alors importée d'Amérique du Sud ou d'Asie. Pourquoi aller chercher à l'autre bout du monde un bio qui peut être produit par des agriculteurs qui convertissent leurs exploitations ? C'est ce qui a conduit Cristal Union à lancer en 2017, après trois ans de recherche, une

[220] Les agriculteurs à la reconquête du monde, Pourquoi le monde agricole va survivre et même nous sauver, Éd. JC Lattès, février 2016.

première expérimentation. Plus de 40 000 tonnes, récoltées en 2019 (dans le Loiret, le sud de l'Île-de-France et en Champagne), ont permis une première fabrication industrielle avec la sortie de 3 000 tonnes de sucre bio de l'usine Corbeilles-en-Gâtinais (Loiret) et l'arrivée en magasin au printemps 2020 des paquets de sucre banc Daddy bio[221].
La filière des plantes à parfum et médicinales est également un bon exemple de réactivité des producteurs, face à l'évolution des marchés. Dans ce secteur, la demande est forte depuis plusieurs années avec l'installation, en région Occitanie, de nouveaux transformateurs soucieux de relocaliser pour partie leur approvisionnement. Du coup, après les éleveurs et les viticulteurs, c'est au tour des céréaliers de se diversifier et de produire des plantes de garrigue comme la lavande, le thym ou encore la sarriette qui promettent de bons résultats économiques, selon la Chambre régionale d'agriculture[222].
Toutes ces initiatives veulent répondre aux attentes de la société. Elles mettent directement en action les agriculteurs. Il leur revient de satisfaire au niveau de la production à de nouvelles exigences. Si certaines solutions existent, d'autres tardent à se mettre en place parce qu'elles sont techniquement plus difficiles, et le plus souvent, ont un coût. C'est le cas en matière de traitement de protection et de désherbage des cultures.
Un autre exemple. Si la moitié des poules pondeuses a quitté les cages depuis quelques années, c'est moyennant un investissement énorme de 277 millions, selon l'interprofession. Offrir de meilleures conditions de vie aux animaux suppose de trouver des solutions, ce qui nécessite du temps et génère généralement un surcoût qui est plus ou moins élevé suivant le niveau de contraintes. Si des solutions se dessinent, pour qu'elles se concrétisent, faut-il encore que le consommateur accepte d'en payer le prix. C'est la conclusion de l'expérience conduite chez un éleveur de Vendée, par deux coopératives de l'Ouest – Terrena et Cavac – avec l'entreprise Loeul & Piriot, sur la production de lapins élevés dans des grands enclos aménagés comportant de

---

[221] La République du Centre du 13/12/2019. Art. de Marion Bonnet, Du sucre bio 100 % Made in Loiret.
[222] *La France agricole* du 31/01/20.

petits abris. Cette démarche s'est concrétisée par une nouvelle marque lancée en janvier 2020, sous le nom Lapin & Bien. « La viande coûtera 15 % de plus que sa version conventionnelle. Le prix du bien-être[223] ».
Les initiatives visant à valoriser auprès des consommateurs les bonnes pratiques des éleveurs sont nombreuses. Comme celle de la coopérative Prospérité fermière des Hauts-de-France qui, associée à une start-up, produit un lait traçable depuis la stabulation jusqu'à la mise en bouteille : lait produit dans le respect d'un cahier des charges certifié. C'est au tour des éleveurs de Poulets de Loué de passer au numérique. Les boîtes d'œufs provenant de la coopérative sont désormais dotées de QR code qui permet de connaître l'histoire de l'œuf. Cette formule appliquée aux poulets permettra de savoir où il a été élevé et quelle a été son alimentation. La baisse des ventes de poulets entiers a par ailleurs amené l'entreprise à s'adapter aux changements de consommation, notamment avec la restauration collective en fournissant, par exemple, les cantines de la ville du Mans ou encore McDonald's qui composent ses *chicken wings* avec des Poulets de Loué[224].

Approvisionner la restauration collective
Aussi importantes soient-elles, l'industrie agroalimentaire et la grande distribution ne constituent pas les seuls débouchés des produits agricoles, surtout à l'heure où les modes de distribution évoluent. La restauration collective, les exportations et la vente directe participent directement, et pour une part non négligeable, au revenu des agriculteurs. La loi fait obligation d'ailleurs aux cantines scolaires de servir un menu végétarien hebdomadaire depuis le 1er novembre 2019, et de proposer à compter de 2022 au moins 20 % d'aliments issus de l'agriculture biologique ou en conversion bio. Or, si selon l'Agence bio, ce marché a connu une croissance rapide en parts de marché, le bio en restauration collective est encore loin de l'objectif fixé par le gouvernement.

---

[223] Que Choisir, n° 588, février 2020, Reportage sur l'élevage de Jean-Marie Orseau, fruit de tests et d'expérience.

[224] *Ouest-France* du 24/01/20, Entretien Yves de la Fouchardière, directeur de la coopérative des Fermiers de Loué.

Pour l'approvisionnement de ce secteur, se pose la question de la disponibilité de produits agricoles.
C'est ce qu'explique le président du syndicat national de la restauration collective : « les filières sont très sollicitées par la grande distribution, nous manquons de matière, alors que nous pouvons offrir de la visibilité et des volumes stables aux éleveurs, comme aux céréaliers[225] ». Il est important de rester dans un rythme qui leur permette de monter progressivement en puissance sinon « nous devrons recourir à des importations, ce qui serait contraire à l'esprit de la loi sur l'alimentation ».
À cet égard, la croissance du bio devrait nous faire réfléchir. Malgré une production nationale qui a plus que doublé en cinq ans, les importations stagnent à 31 % de la consommation en valeur et à 18 % en excluant les fruits exotiques. Mais une telle progression de la production se fait à quel prix… au risque pour le bio d'y perdre son âme, de l'avis des spécialistes !

Offrir du bio, local, équitable, responsable…

À en croire le Baromètre de la transition alimentaire, tout le monde s'y met. La consommation de produits alimentaires « responsables » se démocratise avec les jeunes et les femmes, mais également les personnes à faible pouvoir d'achat. Selon cette étude, le local (le régional et le « Made in France ») serait le plus en augmentation devant le bio et le commerce équitable. Mais qu'entend-on par local ? Une consommatrice faisait la remarque à propos d'une campagne publicitaire des Cafés Sati, indiquant les mentions « BIO », « Équitable » et « Local » en gros caractères. La marque justifiait la mention « Local » par la torréfaction de cet arabica en Alsace ! Dans ces conditions, on comprend la progression du local, s'il suffit de transformer en France les matières premières importées.
Le Label Origine France impose le respect d'un double critère : le lieu où le produit prend ses caractéristiques essentielles et celui où il acquiert la moitié de sa valeur doivent être situés en France. Comment interpréter cette disposition, lorsqu'il s'agit, en effet, de produits de seconde transformation fabriqués en France mais avec des matières premières importées et que son caractère

[225] *La France agricole* du 6/12/19. Interview de Philippe Pont-Nourat.

essentiel résulte du processus industriel développé sur notre territoire ? L'opacité actuelle a permis aux grandes enseignes d'assurer la promotion de leurs marques distributeur. Ce qui n'est pas logique lorsque l'aliment comporte une majorité d'ingrédients importés. Les éleveurs se sont battus pour exiger l'étiquetage de l'origine de la viande et du lait, en regrettant que les dispositions prises en 2016 n'assurent pas une transparence complète.

En attendant, les enseignes de la restauration rapide ont compris l'intérêt qu'elles avaient à adopter le « local » comme gage d'authenticité. Dans les années 1980, elles ont importé en France « le rêve culinaire américain » auquel s'est attachée l'étiquette de la malbouffe. Depuis les années 2000, on assisterait à un revirement des pratiques de ce secteur « au profit d'une restauration plus saine, plus qualitative et plus diététique[226] ». Depuis, dans un marché très porteur avec de belles perspectives de croissance de 8 à 12 % par an, le « fast-food du terroir » gagne du terrain. Il améliore le produit en lui donnant une couleur locale. McDonald's avec la viande charolaise ou la tome des Pyrénées, KFC avec sa sélection de poulet et Burger King qui met en avant le piment d'Espelette, même si cette sauce ne représente qu'une très faible partie du burger. « Beaucoup tentent de métisser leurs identités américaines en faisant appel à des produits français… et de se racheter une virginité sur le territoire français, en assurant se fournir au plus près des consommateurs[227] ».

Pour la grande distribution, placer le local au cœur de sa stratégie consiste à s'approvisionner autour de son implantation et si possible en direct des producteurs. « Le local… représente-t-il l'avenir des supermarchés ? » se demande Philippe Bertrand à propos de l'initiative lancée début 2023, par Casino et la

---

[226] « La tentative “terroir” des fast-foods ». Burger King a choisi de mettre en avant son nouveau burger « Pays basque », au grand dam des producteurs locaux. *L'Express* du 27/04/23, article d'Alexandra Saviana.

[227] Selon l'analyse de Julien Féré, Celsa Paris Sorbonne et conseiller marketing pour Onepoint, analyse reprise dans l'article précité d'Alexandre Saviana.

coopérative In Vivo[228]. « Du champ à l'assiette », cette démarche qui consiste à créer une centrale pour approvisionner les supermarchés en achetant auprès des coopérateurs d'In Vivo, veut contourner les grossistes avec un gain de marge que procure l'achat en direct. Une offre qui devrait aussi gagner en qualité en augmentant le rythme des livraisons (2 jours eu lieu de 4). Dans ce schéma, le local ne s'inscrit pas forcément dans la proximité ; il permet d'élargir l'offre et de distribuer des produits dont la provenance va bien au-delà de la zone d'implantation du magasin. Ce modèle, explique Phillipe Bertrand, diffère de celui des centrales d'achat qui en général ne sont pas liées à un groupement d'agriculteurs ou agroalimentaire. Il leur permet de jouer la concurrence pour faire baisser les prix et laisse aux distributeurs le choix de leurs fournisseurs.

Pour les enseignes qui ont testé le modèle du type Casino/In Vivo, l'expérience ne pèserait pas suffisamment sur les ventes pour avoir une signification. Pour certains spécialistes, l'alliance des producteurs et des supermarchés, « est synonyme de monopole… Si elle permet la planification, elle freine l'innovation du fournisseur qui est assuré de ses débouchés ». Le modèle lancé par Casino/In Vivo est proche de celui expérimenté par Intermarché depuis une soixantaine d'années. L'enseigne a voulu assurer son indépendance en se dotant de son propre outil de production (56 usines de production), en multipliant les contrats avec les producteurs agricoles pour s'approvisionner. Avec près de 2 000 magasins en France à l'enseigne des Mousquetaires, le modèle économique aurait du mal à trouver son équilibre. Il serait à la peine pour écouler toute sa production : « Le consommateur n'achète pas du local à n'importe quel prix ! »

Toutes ces initiatives qui tentent de donner à notre nourriture une couleur plus locale en révélant notre formidable potentiel de production agricole, finiront-elles par s'imposer et satisfaire une demande de plus en plus soutenue par une offre élargie en produits locaux, équitable et responsable ? Le chemin risque

---

228 Distribution : « les limites de l'intégration verticale ». L'alliance des agriculteurs et des supermarchés : mirage ou martingale. Analyse de Phillippe Bertrand, *Les Échos*, vendredi 28 et samedi 29 avril 2023.

d'être encore long et difficile dans un marché alimentaire ouvert et très concurrentiel, et où les prix des produits frais varient selon les cours des marchés et ce malgré la loi « Egalim » qui veut sanctuariser les coûts de production en les rendant moins négociables.

25 – NOTRE PROPRE MARCHÉ INTÉRIEUR SERAIT-IL MENACÉ ?

La France dispose d'importants atouts dans plusieurs secteurs agricoles et agroalimentaires qui lui permettent de se hisser au sixième rang des exportateurs mondiaux. Toutefois, ses parts de marchés au niveau mondial sont passées de 8 % environ en 2000 à 4,7 % vingt ans après. Les exportations de produits transformés représentent les trois quarts du total, classant la France au 4e rang mondial pour le secteur agroalimentaire, alors qu'elle est au 9e rang pour les produits agricoles bruts. Mais les résultats en termes d'excédent commercial sont principalement dus à deux secteurs : celui des vins et spiritueux et celui des céréales, avec aussi de bonnes performances à l'export sur d'autres postes comme sur les produits laitiers, le sucre ou les semences et les plants. À côté de ces résultats exceptionnels obtenus seulement sur quelques postes, se trouve une multitude de secteurs révélant des faiblesses sectorielles « ou de déficit de compétitivité de pans entiers de l'agriculture française ».

Se référant au rapport publié, en juillet 2021, par France Agri-Mer, sur l'érosion de la compétitivité des filières agricoles et agroalimentaires françaises, le Haut-commissaire au Plan relève que nos importations ont pratiquement doublé en vingt ans. Cette progression des importations n'est pas due, tant s'en faut, au seul goût prononcé des consommateurs pour les fruits exotiques, le café ou le cacao par exemple. « Sur les 911 produits qui révèlent un déficit commercial de plus de 15 millions d'euros en 2019, 142 relèvent de l'industrie agroalimentaire de manière générale… et correspondent soit à des denrées alimentaires "brutes" ou à des produits agricoles, soit à des produits alimentaires transformés ». Au premier rang de ces déficits, on trouve les fruits et légumes, les produits de la mer et ceux issus de l'agriculture biologique. Si certaines hausses d'importation sont dues aux préférences des consommateurs, d'autres résultent d'une dégradation de la compétitivité de certains secteurs, posant davantage la question de l'autonomie stratégique de la France, souligne le Haut-commissaire au Plan[229].

Quelques exemples de nos fragilités

Outre les produits spécialisés très déficitaires comme le miel, l'huile d'olive ou l'huile de tournesol, il n'est pas normal, par exemple, d'importer chaque année, en pleine saison de production, aussi massivement tomates, fraises, pêches, nectarines, melons, pommes ou autres. À partir de la base de données de la direction générale des Douanes, le Haut-commissaire au Plan a évalué le degré de dépendance de la France aux importations. Reprenons quelques chiffres. On retrouve également ces données dans le rapport de France Stratégie (Pour une alimentation saine et durable), qui analyse la dégradation de notre autonomie alimentaire nationale et les baisses de performances à l'exportation. Notre dépendance serait de 13 % pour les légumes, mais de 46 % pour les fruits[230]. Le taux d'approvisionnement pour les tomates fraîches et transformées a été estimé à 37,4 % en 2018. Pour les raisins de table frais et transformés, il plonge à 13 %. Pour les pêches il serait de 63 % mais tombe à 20,8 % lorsqu'elles sont transformées. L'augmentation de notre déficit en fruits est à mettre au regard de la diminution de la superficie du verger français, qui a enregistré depuis l'année 2000 un recul de 40 % en vingt ans. Le cas du melon est différent. Alors que la France fut un important producteur, le melon est de plus en plus importé. Le cas de la pomme de terre est tout autre. Si la France est le premier exportateur mondial de pommes de terre fraîches, elle importe plus de cinq fois plus de chips qu'elle n'en exporte ! Le cas du marché des fleurs est encore plus parlant. Plus de 85 % des fleurs vendues en France proviennent de l'étranger. Elles sont importées de Hollande, d'Afrique ou d'Amérique latine.

---

[229] *Ouverture* n° 7, 9 juillet 2021 : « La France est-elle une grande puissance agroalimentaire ? »

[230] Globalement les importations représentent 70 % des fruits et 30 % des légumes consommés en France. Sur ces produits importés, l'organisation interprofessionnelle des fruits et légumes (Interfel) estimait en novembre 2021 qu'entre 30 et 40 % ne peuvent être produits sur le sol français, car ce sont des produits exotiques (bananes, avocat, litchi, ananas…).

« Quand elles arrivent chez le client, les fleurs sont coupées depuis dix jours entre le stockage dans les frigos, le voyage en avion ou camion et la redistribution, elles perdent forcément de leur fraîcheur ». Mais la production française, très dépendante des saisons, a considérablement diminué. « Dans les années 1980, il y avait 8 000 producteurs… ils ne sont plus que 500 aujourd'hui pour approvisionner les 12 000 fleuristes du territoire[231] ». Le client ne comprend pas, « il veut toutes les variétés toute l'année ».

La situation est également nuancée pour les produits de l'élevage. La logique des filières révèle une réalité fort compliquée. Il est pour le moins surprenant d'observer une augmentation des importations de beurre industriel destiné à la fabrication de produits transformés (biscuits et pâtisseries). Nous sommes le deuxième exportateur mondial d'ovoproduits, et en même temps nous accusons un déficit important en œufs de coquille importés chaque année pour l'industrie agroalimentaire (43 mille tonnes en 2017). Il n'est pas normal également que près de la moitié de la volaille consommée en France nous vienne de l'extérieur. Selon l'interprofession, 90 % des poulets consommés à domicile sont d'origine française, mais à l'inverse 80 % de ceux consommés dans la restauration hors foyer sont importés. Sur le mois pascal, et durant des années, nous consommions davantage de viande d'agneaux importés que d'origine française. Aujourd'hui, malgré une consommation faible de viande ovine, les approvisionnements extérieurs continuent de combler la baisse des abattages français. Notre pays a exporté, en 2019, 225 000 tonnes de viande bovine, et en même temps, sur les neuf premiers mois de l'année, il a dû en importer 279 000 tonnes en produits réfrigérés, transformés ou congelés. Ainsi, chaque filière agricole a sa spécificité. Pour compléter ce panorama, il faut rappeler la dépendance protéique de notre pays et qui concerne plus particulièrement le secteur de l'élevage. Nous importons chaque année plus de trois millions de tonnes de tourteaux de soja qui sont utilisées pour compléter les rations alimentaires des animaux. La part importée de matières riches en

---

[231] Selon Hélène Jacquet, cofondatrice du collectif de la fleur française. *Ouest-France* du 29/09/22.

protéines, par rapport aux besoins de l'élevage, était estimée à environ 40 % en 2018, venant majoritairement du soja d'Amérique du Sud cultivé avec des variétés OGM. Cette situation est jugée inquiétante et concentre aujourd'hui de nombreuses critiques.

Ce sont là quelques exemples de nos fragilités. D'autant qu'il n'est jamais prouvé que ces produits qui nous arrivent de l'autre bout du monde répondent aux normes imposées à nos producteurs. Des exemples pour nous faire également prendre conscience des effets dommageables de notre dépendance à l'égard de contrées lointaines ! Un manque de compétitivité est le plus souvent avancé pour expliquer cette situation qui serait liée aux coûts de production. En particulier le coût du travail serait dans l'industrie agroalimentaire plus élevé en France que chez certains partenaires européens, auquel viendrait s'ajouter, dans bien des cas, une réglementation environnementale plus exigeante. « Il n'y a pas de raison de laisser la production de volailles à l'Allemagne, à la Pologne ou à des pays d'Amérique latine, dont on peut sans nul doute penser qu'ils ne respectent pas les mêmes standards de bien-être animal que ceux que la France met en place », dit le Haut-commissaire au Plan[232].

L'occasion d'évoquer la diversification des sources d'approvisionnement en termes géographiques que pratiquent les industriels, un peu au hasard des marchés aux prix les plus bas. Plus encore, dans une économie d'échanges mondiaux, les groupes tricolores auraient davantage délocalisé leurs productions que leurs concurrents étrangers. Il revient moins cher de produire là où les contraintes environnementales sont moindres, avec des conditions sociales souvent plus favorables.

Selon la Cour des comptes (référé de 2019), la production délocalisée se substituerait à des exportations depuis le territoire français. Pire, elle alimenterait même « des flux d'importations importants » d'après les derniers chiffres fournis par les douanes. Dans ces conditions, comment soutenir et défendre le « Made in France » ? Le rapport de 2019 de la Direction générale de la concurrence, de la consommation et de la répression des fraudes,

---

[232] *Ouverture*, n° 9, octobre 2021 : Consommation et pratiques alimentaires : quelle incidence sur notre agriculture ?

nous donne un aperçu du manque de sincérité des indications d'origine. Il est difficile de faire confiance aux « fabriqués en France » à un moment où la provenance des produits alimentaires devient un enjeu central pour la majorité des consommateurs !

La montée en gamme des produits

Elle s'accompagne le plus souvent de nouvelles normes devant répondre aux préoccupations environnementales qui sont autant de contraintes. On ne peut pas faire tout simplement du haut de gamme au prix d'un produit de masse, qui justement a conduit durant des années à rogner sur la qualité.

Une montée en gamme généralisée des produits ne présente-t-elle pas un risque ? Et d'ailleurs, les agriculteurs ont-ils tous intérêt à aller uniquement sur le haut de gamme ? Certes, la régularité et la qualité de notre production dans bon nombre de secteurs nous ouvrent et nous permettent de garder des perspectives à l'exportation. En revanche, la France accuse un déficit sur des produits de base ou standards du fait d'une perte de compétitivité de notre production, au point, pour certains, de menacer notre propre marché intérieur.

Certaines voix commencent à s'interroger sérieusement à ce sujet. C'est l'avis d'Eddy Fougier, politologue[233]. Il estime que si individuellement un agriculteur peut être intéressé d'aller sur le haut de gamme, pour chercher davantage de valeur ajoutée, nous avons besoin aussi de premiers prix français : « Les moins riches devraient-ils se contenter des importations ? Ce serait une menace pour notre souveraineté alimentaire ». C'est également ce que défend Laurent Duplomb, auteur du rapport du Sénat intitulé : « La France, un champion agricole, pour combien de temps encore ? » Pour le sénateur de Haute-Loire : « Il faut de la qualité mais aussi que toutes les catégories sociales puissent manger français[234] ».

Outre le changement de mode de vie, se nourrir moins bien n'est pas qu'une question de niveau de vie. La malbouffe est aussi le fait de personnes qui ne sont pas particulièrement démunies.

---

[233] *La France agricole* du 26/07/19 : « Il faut des premiers prix français ».

[234] *La France agricole* 20/AE/19. Interview : « La loi alimentation a conduit à une surenchère ».

Selon le Crédoc, ce n'est pas qu'une question de revenus, la malbouffe est aussi liée au niveau d'éducation ou de formation. En revanche, « ce sont bien les catégories sociales les plus défavorisées qui mangent moins bien ». D'où la nécessité d'offrir et de garantir une alimentation saine et sûre, accessible à tous, et répondant à des normes de qualité et de sécurité.

« L'exception agricole française » !

L'expression « exception française » serait apparue à la fin des années 1990 autour des négociations du GATT et de l'organisation mondiale du commerce (OMC), et fait l'objet d'un débat sur « l'exception culturelle », face à l'influence américaine. De là à imaginer qu'en matière agricole notre pays pourrait opposer le « mode de vie à la française » pour faire admettre nos spécificités dans l'Europe d'aujourd'hui !

Dans les faits, « l'exception agricole française » se heurte clairement à la politique de Bruxelles. Ainsi, l'indication d'origine des viandes dans les aliments ultra-transformés a été rendue obligatoire en France ; ce dispositif autorisé par Bruxelles durant quatre ans à titre expérimental n'a pas été renouvelé. Autre exemple : la loi française interdisant l'usage des dénominations empruntées au code de la viande pour les produits végétaux de substitution fait l'objet des plus vives critiques de la part de la Commission européenne, au point d'empêcher la sortie des textes d'application !

Difficile de soutenir « l'exception agricole » au moment où se développe dans le monde une nouvelle forme de financiarisation de la sphère agroalimentaire. Alors que les consommateurs semblent plus que jamais se tourner vers une alimentation plus naturelle, des sommes considérables sont engagées, notamment sur des alternatives à la viande, en soutien de la recherche, de start-ups ou de groupes industriels qui nous promettent « de faire mieux que la nature pour rendre l'avenir meilleur ».

Depuis la crise économique et financière de 2007-2008, les fonds d'investissement ont fait irruption dans le capital des grandes entreprises alimentaires. L'alimentation serait pour les investisseurs un secteur d'avenir sur le long terme, en raison de la croissance mondiale, de l'évolution des technologies et de nouvelles tendances de consommation. « Le nombre de fonds spécialisés dans l'agroalimentaire est ainsi passé de 38 à 530 entre 2005 et 2018, pour une capitalisation de 83 milliards de dollars d'actifs, contre 18 milliards en 2010[235] ».

Ainsi se mettent en place de nouvelles formes de « capitalisme alimentaire ». Les partisans de produits de substitution n'ont pas dit leur dernier mot. Déjà, les plats préparés et les aliments ultra-transformés sont fortement installés dans les pratiques alimentaires. Ces aliments devenus le reflet de notre vie moderne suscitent pourtant bien des inquiétudes pour notre santé. À tel point d'ailleurs que l'Agence nationale de sécurité alimentaire (Anses) a engagé des travaux « sur les risques liés aux produits ultra-transformés et les risques nutritionnels associés ».

Si le retour vers une alimentation saine, naturelle et le local peut offrir aux producteurs agricoles des opportunités, l'adaptation de leur modèle ne peut se faire que dans la durée, d'autant que si des solutions existent, elles sont souvent onéreuses et pas toujours aisées d'application. On comprend ainsi mieux les risques d'une « surtransposition » franco-française des règles européennes soumettant les produits français à des normes particulières[236]. Toute sur-réglementation fondée sur des préoccupations de santé ou environnementales, conduisant à s'interdire des modalités de production de produits dont la France ne peut refuser l'entrée sur son territoire, crée des distorsions de concurrence au sein de l'Europe au détriment de son agriculture.

Certes, après avoir été incités et soutenus dans ce mode de production dit « conventionnel » qui se détricote un peu plus chaque jour, au nom du « principe de précaution », les agriculteurs peuvent apparaître désorientés. Ce qui ne les empêche pas de faire preuve de grande réactivité. Apparemment les jeunes générations seraient bien décidées à faire entrer l'agriculture dans une nouvelle ère. Mais les transitions restent difficiles et parfois compliquées par le manque de synchronisation des mesures françaises et européennes.

---

[235] Chambres d'agriculture, Lettre économique de janvier 2020, Article de Quentin Mathieu.

[236] Selon Sophie de Reynal de l'Agence NutriMarketing spécialisée dans l'innovation alimentaire et la communication, lors du carrefour des fournisseurs de l'industrie agroalimentaire du 14 au 16 mars à Rennes, 2023.

Dans ce challenge, les consommateurs ont une grande responsabilité. Exigeants sur la qualité de leur nourriture, ils peuvent faire en sorte de privilégier les produits qui répondent à ce qu'ils veulent manger et que s'inverse la tendance d'une alimentation conçue de plus en plus en « laboratoire ». Chacun de nous a le pouvoir d'agir de façon à protéger notre marché intérieur en évitant de favoriser l'importation d'une « agriculture que nous ne voulons pas[237] ».
Depuis le confinement, et dans le contexte inflationniste du début d'année 2023, on observe une évolution de certains comportements pour préférer, par exemple, le local au bio mais l'attrait, pour des raisons pratiques et de temps, des consommateurs pour les plats préparés, les produits surgelés et les snacks persiste. Dans le même temps, alors que le Nutella serait toujours en tête des ventes, les enquêtes d'opinion révéleraient le souhait d'avoir une offre de produits plus locaux, comme d'un bio « plus local », de produits plus sains et meilleurs pour l'environnement. Mais, à maintes reprises, nous avons appris à distinguer « déclaration d'intention » et « réalités des comportements » !

[237] Christiane Lambert, présidente de la FNSEA.

26 – LA CRISE SANITAIRE ET NOTRE RAPPORT À LA NOURRITURE

Mars 2020, le pays entre dans une crise sanitaire des plus graves qu'il ait eue à affronter et qui se prolongera pratiquement sur deux années. Elle aura mis très fortement à l'épreuve notre système de santé, et placé la filière agroalimentaire sous tension. En nous contraignant à plusieurs reprises au confinement, la pandémie a pris une telle ampleur qu'elle devait nous amener à repenser notre façon de vivre ensemble, explique Boris Cyrulnik, le neuropsychiatre qui a théorisé le concept de résilience[238]. « Comprendre ce qui se passe, poser les bonnes questions et en tirer une leçon pour demain ». Certains y voient la conséquence de nos modes de production et de consommation que le président de la République, dans son intervention du 12 mars 2020, a fustigés fermement : « Déléguer notre alimentation, notre protection, notre capacité à soigner – notre cadre de vie, au fond – à d'autres, est une folie ».

Avec la santé, l'alimentation est devenue une priorité absolue. La santé et la sécurité alimentaire n'ont pas de prix lorsque survient une crise aussi profonde. Elles plaident pour une plus grande indépendance, c'est-à-dire pour une relocalisation garantissant notre autonomie, afin de dépendre le moins possible de l'extérieur, lorsqu'il s'agit de se soigner et de se nourrir.

Le socle de notre sécurité alimentaire

La crise nous a fait prendre conscience du rôle des agriculteurs et des industries agroalimentaires dans la continuité de la chaîne alimentaire. C'est le socle même de notre sécurité alimentaire. N'ayant pas connu pour la plupart d'entre nous la pénurie, le système nous a habitués à manger à notre faim, et à bon marché, sans avoir à nous soucier du lendemain. Il nous a installés dans une logique de confort alimentaire pour nous faire entrer dans l'ère de la « surconsommation » !

Alors que les repas du midi, souvent pris à l'extérieur, se sont relocalisés à la maison, le temps de préparation est devenu un des seuls espaces de liberté et d'expérimentation nous offrant un

---

[238] L'interview du samedi, *Ouest-France* des 28-29/03/2020.

moment de partage et d'échanges venu rythmer nos journées pendant cette période si particulière. Période où pour beaucoup, la proximité et la nature sont redevenues des valeurs importantes avec un besoin de plus d'authenticité. Prenant conscience de la fragilité d'un système économique mondialisé, et s'agissant de notre nourriture, elle a pu nous faire mesurer tout l'intérêt du local en nous incitant à nous tourner vers les producteurs, pour se procurer une nourriture de qualité, sûre et saine ; l'occasion de retrouver la saveur de produits frais de saison. De leur côté, face à la fermeture des restaurants et des cantines, à celle des marchés, les producteurs ont multiplié les initiatives pour limiter les pertes. La nature et les saisons n'attendent pas. La crise a amené de nouveaux clients, ceux qui s'attardent plus à la fraîcheur, à la maturité et au goût des produits qu'à leur aspect.
Mais la proximité n'est pas accessible à tous et partout. L'éloignement des bassins de production agricole des lieux de vie, que sont les villes et les grandes métropoles, nécessite toute une logistique pour assurer et sécuriser l'approvisionnement en circuits longs dans les meilleures conditions. La filière alimentaire se sera révélée à la hauteur de l'épreuve. Avec les agriculteurs et éleveurs, industriels et distributeurs se sont engagés « à fournir aux Français les produits alimentaires nécessaires, dans le contexte de crise du coronavirus ».

Une montée en puissance de la vente directe
Cette période s'est révélée pour les circuits courts un véritable test grandeur nature. Après un début difficile, les producteurs ont trouvé des solutions pour rebondir, notamment en se mettant à la vente en ligne. Les drives fermiers se sont multipliés pour connaître un réel succès. Le local, associé au numérique, a été pour les observateurs « l'une des valeurs montantes au cœur de la crise ». Cette nouvelle pratique « on commande et on paie sur internet avant d'aller chercher le produit » semble donc bien aujourd'hui installée durablement.
Une plus grande proximité se sera également opérée entre les circuits courts et les centres urbains, comme le montre l'ouverture en ville de nombreux points de vente ou des magasins de producteurs. De même les magasins participatifs qui,

s'approvisionnant auprès des producteurs, ont considérablement développé leur activité.

La grande distribution s'adapte à la proximité

Des producteurs contraints et forcés pour écouler leur marchandise se sont tournés vers les grandes surfaces ; « il a fallu cette crise pour se rendre compte qu'on peut travailler ensemble ». Leur présence dans les grandes et moyennes surfaces rend les produits locaux plus accessibles et pratiques pour les ménages.

Pour leur part, les grandes enseignes n'ont d'ailleurs pas tardé à reconnaître les vertus de l'agriculture. Mais avaient-elles le choix, face à la menace de rupture de la chaîne d'approvisionnement de produits venant d'ailleurs ? Elles ont su s'adapter aux achats de précaution, évitant des défaillances.

À l'inverse de la grande distribution, qui présente une offre très large tout au long de l'année, la proximité est l'atout principal du circuit court mais globalement son offre est restreinte. Elle est principalement fondée sur des produits de saison en fruits et légumes et d'autres comme la volaille, et peu transformés (laitages, viandes, charcuterie, fromages), sans parler des vins où la vente directe est une tradition.

N'empêche, le confinement aura réussi à mettre en valeur les vertus des circuits courts et de la proximité. En impliquant des profils assez variés de consommateurs, au-delà de « l'urbain plutôt aisé », cette période montre que des alternatives au modèle unique, dit de consommation de masse, existent du moins pour certains types de produits. Mais, en circuits courts, il ne suffit pas de privilégier le bio ou les produits haut de gamme, la vente directe ou de proximité doit répondre à la diversité des demandes, des plus aisés comme des moins favorisés. Si face à une segmentation croissante de la consommation et à l'individualisation grandissante des comportements alimentaires, il paraît peu probable que demain une majorité de consommateurs se tourne principalement vers les circuits courts, la crise aura cependant mis en évidence la complémentarité des modes d'approvisionnement, en brouillant quelque peu les frontières entre les modes de distribution.

Dans un communiqué du 5 septembre 2022, reprenant les résultats d'une enquête du réseau (RMT) alimentation locale[239] sur les circuits courts après la crise sanitaire, l'INRAE relève que la tendance observée lors de la période de confinement continue de redistribuer les cartes en « notant que nombre de supermarchés mettent en avant les produits d'origine locale ».

Répondre davantage aux besoins réels

Alors que depuis un certain temps nos esprits sont portés sur l'immédiat, le secondaire ou le superflu, cette période nous a invités à aller à l'essentiel. La chaîne alimentaire devra sans doute davantage compter avec les aspirations des consommateurs. À la recherche de plus d'authenticité et sensibles aux questions environnementales, ils deviennent, et le seront encore plus demain, très attentifs à l'origine de leur alimentation. La crise a plutôt conforté nos réticences à l'égard des aliments dont on a du mal à connaître la composition, ou de produits importés ne répondant pas toujours aux normes exigées de nos producteurs et qui, de plus, génèrent trop souvent un bilan carbone peu défendable de nos jours.

Remettrons-nous demain l'économie en ordre de marche pour répondre à nos besoins réels et se soustraire au contrôle de la finance, s'est demandé Marc Humbert[240] : « Une production guidée par la finance n'est pas guidée par la vie ». Il fait ce constat : « Des besoins créés plus que révélés ou guidés par la publicité ne sont pas des besoins correspondant à ceux de notre vie commune ». Ils correspondent trop souvent à des pseudo-innovations qui nous incitent à changer, à renouveler nos équipements ou nos habitudes de consommation.

Ne nous faisons pas trop d'illusion

Depuis un certain temps déjà, les grands groupes de l'industrie ont la mainmise sur nos habitudes de consommation. Dans le secteur de l'alimentation, la plupart des marques sont détenues

---

[239] https://www.inrae.fr – Actualités circuits courts : des déceptions mais pas de déclin général.

[240] Marc Humbert, président de l'association des convivialistes et professeur émérite des Universités, *Ouest-France* du 27/03/2020.

par une dizaine de multinationales. Il va être difficile d'aller à contresens. Nous sommes dans ce domaine, comme dans beaucoup d'autres, en présence de systèmes de production et de distribution complexes et opaques. La chaîne agroalimentaire a atteint un tel degré de financiarisation et de mondialisation qu'il est peu probable que le système explose de sitôt. « Parce que détricoter des circuits de production et de distribution, optimisés à coups d'investissements colossaux, serait bien long et coûteux et incertain[241] ». Souvenons-nous qu'aujourd'hui, six enseignes seulement assurent 70 % de la distribution des produits alimentaires. En y intégrant le hard discount, les grandes et moyennes surfaces spécialisées, c'est plus de 75 % de l'alimentation achetée qui y est distribuée.

Tout au moins cette crise nous fait-elle prendre conscience que l'économie moderne, très axée sur les services, a gravement marginalisé la production des biens et services essentiels à la vie. Il va falloir, nous dit Alain Minc « mieux récompenser les emplois de l'économie réelle et physiques, aujourd'hui mal payés[242] ». Comme nous l'explique de son côté Dominique Méda, sociologue et philosophe, la crise nous interpelle fortement sur la hiérarchie des différents métiers, dans leur reconnaissance sociale, pour mieux faire coïncider la rémunération avec l'utilité sociétale des emplois.

Notre autonomie alimentaire en question !

Au plus profond de la crise, des voix se sont élevées pour expliquer qu'il est plus que nécessaire de dépendre le moins possible de l'extérieur, dès lors qu'il s'agit de se nourrir. Globalement et au regard des statistiques, la situation de la France semble satisfaisante. Rappelons ici qu'elle présente néanmoins des failles inquiétantes dans un pays qui dispose de fortes potentialités agronomiques et développe une très grande diversité de productions susceptibles de couvrir la plupart de nos besoins. Dans le contexte d'aujourd'hui, il paraît encore plus

---

241 Yves Morvan, professeur émérite des Universités, *Ouest-France* des 21-22/03/2020.

242 *L'Express* du 16 avril 2020. « Cinq raisons d'être optimiste », propos recueillis par Thomas Malher.

aberrant de dépendre d'importations d'oléagineux pour nourrir nos animaux d'élevage.
La Covid-19, et aujourd'hui la guerre en Ukraine, nous montrent que les risques systémiques inhérents à la vie en société, dans une économie d'échanges fortement mondialisée, peuvent peser brutalement sur notre sécurité alimentaire ou énergétique.
La crise a surtout menacé l'approvisionnement des zones urbaines et des grandes métropoles à forte concentration de population. Leur dépendance à l'égard des circuits longs relance le débat sur la relocalisation de la production qui voudrait assurer aux territoires une certaine autonomie alimentaire. L'approvisionnement des centres urbains est un paradoxe, mais celui des zones rurales n'en est pas moins surprenant. Reposant essentiellement sur les autres régions françaises, l'Europe et le monde, l'approvisionnement en denrées alimentaires de l'Île-de-France n'est pas étonnant, par contre ce qui l'est davantage, c'est la situation d'une région comme la Provence qui « exporte 90 % de sa production, alors que les Provençaux consomment 80 % de produits importés ».
Aujourd'hui, malgré la montée en puissance des circuits courts, l'approvisionnement des territoires repose très largement sur des échanges inter et intra régions, auxquels s'ajoutent les flux de produits importés. Chacune des régions reste assez fortement spécialisée, là où elle dispose d'avantages comparatifs. Aucune d'elles, même les plus diversifiées, a une capacité d'autonomie suffisante. Tous les territoires, et pas seulement les villes, sont à des degrés divers très dépendants des circuits longs pour l'acheminement des denrées alimentaires.
Assurer un minimum d'autonomie alimentaire des territoires signifie une agriculture locale la plus diversifiée dans ses systèmes et modes de production, capable de couvrir un minimum de besoins, en prix comme en qualité. Elle implique aussi la mobilisation de tous les acteurs locaux de la chaîne agroalimentaire. Cette préoccupation devrait conduire à réactiver la politique alimentaire territoriale qui veut relocaliser ce qui peut l'être, pour faire coïncider au mieux l'offre agricole et la demande, en permettant au plus grand nombre l'accès à une nourriture de qualité. Enfin, garantir l'autonomie alimentaire, c'est assurer dans la durée des prix rémunérateurs favorisant

l'installation et le maintien de producteurs agricoles en nombre suffisant, des prix leur offrant de la visibilité, pour que puisse prospérer une agriculture vivante et dynamique sur l'ensemble des territoires.

Chacun de nous peut faire beaucoup

Cette crise, nous dit Corine Pelluchon[243], « est le reflet d'un modèle de développement irrationnel et aberrant dont il faut sortir ». Elle nous explique que chacun de nous peut faire beaucoup de choses dans la vie quotidienne. Par exemple, manger « est un acte éthique, politique et économique ». À chacun d'agir selon son rythme pour que changent « ses modes de vie et ses valeurs… pour faire pression sur les entreprises et les gouvernements afin qu'ils conduisent des politiques plus adaptées à la crise environnementale qui est toujours en même temps une crise sanitaire et sociale ».

La globalisation « est un processus pouvant provoquer autant de nuisances que de bienfaits », nous dit Edgar Morin[244]. Allons-nous changer de modèle de développement pour un retour à la production locale ou régionale et abandonner « toute cette industrie du jetable » ? Notre pays, comme l'Europe, a les moyens de se nourrir avec des produits sains. Mais, comme le fait justement observer le philosophe et historien Marcel Gauchet, la question posée n'est-elle pas plutôt celle de l'organisation de la mondialisation[245] ? Citant l'exemple de la politique agricole européenne qui se veut écologique, pour lui il est clair que « […] si nous imposons à nos producteurs des normes très élevées pour, dans le même temps, importer des produits qui n'obéissent absolument pas à ces mêmes normes et défient toute rationalité économique dans le transport, c'est de la plaisanterie ».

---

243 Philosophe, professeure à l'Université Gustave-Eiffel de Paris, Interview *Ouest-France* du 26/03/2020.

244 Edgar Morin, philosophe, entretien du 04/04/2020 publié par le CNRS le journal.

245 *L'Express* du 14 mai 2020, Marcel Gaucher, « La vérité de cette crise, c'est le déclassement français ».

Garantir l'autonomie des territoires, c'est aussi nous engager à changer nos propres comportements de consommateurs. Par des choix plus avisés, nous devons être en mesure d'orienter la production, pour être moins dépendants de l'extérieur pour nous nourrir, et pour en finir avec le gaspillage et l'alimentation industrielle ! Ce qui nécessite pour le moins davantage de traçabilité, et pas seulement pour mettre en valeur sur les produits d'appel les producteurs et partenaires des marques, mais une traçabilité alimentaire totalement transparente, faite de sincérité et d'authenticité sur l'origine et la composition des aliments transformés.

Vouloir une production de proximité et de qualité, c'est aussi en effet des prix plus élevés, ce qui signifie pour le consommateur dépenser plus pour son alimentation. Or, les citoyens-consommateurs que nous sommes, sont-ils réellement prêts, ou en mesure de payer ? Selon le sondage Odoxa pour *Les Échos*, réalisé début avril 2020, les personnes interrogées se déclaraient majoritairement prêtes « à une hausse des prix, en contrepartie de la relocalisation des productions pour retrouver la confiance en leur alimentation ». Sommes-nous réellement capables de sortir de la culture des « bas prix », de celle qui nous a habitués à manger de tout à bon compte, parfois au détriment de la qualité, de la valeur nutritionnelle des aliments ? Comme le suggère Edgar Morin, le moment est peut-être venu « de se défaire de toute cette culture industrielle dont on connaît les vices… le moment de s'en désintoxiquer ».

C'est peut-être sans compter avec la crise économique. Ainsi, deux tendances contradictoires se font jour : d'un côté, le retour du local et de la proximité, qui fait du circuit court l'un des gagnants de cette période, et de l'autre, la pression sur le pouvoir d'achat qui risque fort de continuer à profiter au discount et aux grandes enseignes !

Que reste-t-il des interrogations nées de la crise au moment où chacun a retrouvé ses activités et son rythme de vie, avec la tentation de renouer avec les excès d'avant ? Alors que certains y voyaient l'occasion d'un changement majeur des habitudes de consommation et des modes d'approvisionnement, un sondage de l'IFOP, réalisé durant le confinement, montrait que les plats

qui ont le plus manqué aux Français étaient d'abord : la pizza, les moules-frites, le steak-frites, les crêpes/galettes !
Dans son avis de juillet 2022, le Conseil national de l'alimentation veut pourtant voir, dans l'évolution des comportements alimentaires allant dans le sens d'une plus grande durabilité des systèmes alimentaires, une des réponses essentielles pour atteindre les objectifs fixés par la France en matière agroécologique et de lutte contre le changement climatique à l'horizon 2030.
En essayant de nous ramener à l'essentiel, cette période aura cependant fait prendre conscience que la surconsommation n'est pas forcément la condition d'une existence épanouie. En même temps, rappelant le caractère vital de l'activité agricole, on peut espérer qu'elle modifie le regard porté par la société sur son agriculture. Ainsi, le choix des consommateurs n'a jamais été autant déterminant pour reprendre le contrôle de notre nourriture et peut-être de notre mode de vie.

CONCLUSION

Longtemps ancrées dans nos pratiques et mentalités, nos habitudes alimentaires sont de plus en plus traversées par les évolutions structurelles et culturelles. De nos jours, notre alimentation doit répondre à des préoccupations médicales, sanitaires, environnementales ou éthiques. Le consommateur est un acteur complexe. Ses besoins sont multiples et changeants. Une offre fortement fragmentée serait la réponse à une nourriture de plus en plus individualisée.

Mais que de paradoxes dans notre comportement de consommateurs, au point de trahir parfois nos meilleures intentions ; vouloir n'est pas faire !

De plus en plus exigeants sur la qualité, nous avons du mal à accepter d'y mettre le prix. Nous dénonçons volontiers la perte de saveur des fruits et légumes, mais nous voulons manger de tout en toute saison. Nous en consommons qui viennent de l'autre bout du monde, tout en fermant les yeux sur le bilan carbone que cela génère. Nous entendons privilégier les produits frais, mais consacrons moins de temps à faire les courses et aux fourneaux, pour acheter davantage de plats préparés ou d'aliments transformés. Des contradictions peut-être plus apparentes que réelles, car il n'y a pas qu'*un consommateur* mais *des consommateurs*, aux attentes multiples qui évoluent sous l'influence des modes de vie et sous les contraintes du quotidien que connaissent de nombreux foyers.

« La consommation est l'histoire de nos vies » où s'entremêlent nos comportements, nos convictions et nos aspirations. L'acte de consommer porte tous nos paradoxes. Le cas des fruits et légumes en est une parfaite illustration. Depuis des années, les consommateurs marquent leur préférence pour des produits aux formes et couleurs parfaites, achetés aux prix les plus bas, pour déplorer qu'ils n'ont ni le goût, ni la fraîcheur d'autrefois. Sous la pression de la grande distribution, les agriculteurs ont été conduits à produire des fruits et légumes superbes, et pour eux, le plus souvent à la limite de la rentabilité, au point d'entraîner la disparition des petits producteurs. De plus, les produits qui ne respectent pas les canons de beauté des grandes surfaces sont exclus de la vente pour créer un gâchis considérable. Ainsi, les

ceintures vertes des villes ayant disparu, la culture « intensive » aurait-elle fini par porter atteinte à « la bonne cuisine française » ?
Fondé sur une nourriture toujours au meilleur prix, le marketing fait des grandes enseignes un allié des consommateurs dans la défense du pouvoir d'achat. Cette stratégie de la grande distribution, qui n'est pas franchement favorable à la qualité des aliments, a fait des prix agricoles la variable d'ajustement du système alimentaire et a surtout conduit l'agriculture à être le seul secteur de notre économie à dégager peu ou pas de valeur ajoutée, entraînant une diminution drastique du nombre d'agriculteurs dans notre pays. En définitive, notre système alimentaire ne fait-il pas des producteurs agricoles le meilleur soutien du pouvoir d'achat des consommateurs ?
À la recherche de plus d'authenticité et de naturalité, voilà que l'on nous propose une viande artificielle destinée à suppléer celle issue des animaux d'élevage. Une alimentation qui finira par relever davantage de la chimie que de la cuisine ! En définitive, la science ne serait-elle pas en train de nous propulser dans un monde où de plus en plus d'aliments seraient conçus et préparés dans des laboratoires, sans que personne puisse en prédire les effets à long terme ? Dans ce domaine, comme dans d'autres, lorsque les recherches sont surtout orientées par le profit, on a bien souvent tendance à en exagérer les avantages pour en sous-estimer les risques ! Alors que la consommation des aliments ultra-transformés a tendance à augmenter, les nutritionnistes ne cessent d'alerter sur les risques qu'elle peut avoir sur notre santé, en rappelant que les aliments les meilleurs sont souvent les plus simples.
Au pays de la bonne table, riche et fier de son patrimoine gastronomique, qui lui a valu son inscription au Patrimoine mondial de l'Unesco, les valeurs intrinsèques de notre art culinaire, qui ont été durant des générations la base de notre alimentation et du plaisir du bien-manger, ne seraient plus pour beaucoup, à notre époque, les préoccupations premières. Les consommateurs ont fini par accorder de moins en moins d'intérêt à leur alimentation, qui devient une marchandise comme une autre, au point de pouvoir la commander en ligne pour se faire livrer à domicile ou encore, aller chercher ses courses au *drive* !

Devant notre indifférence, et sans que nous nous en rendions compte, l'industrie a donc pris le pas sur la nature des aliments, et si nous ne réagissons pas, notre nourriture risque bien de voir son lien avec la terre devenir de plus en plus ténu. Si aujourd'hui, les consommateurs doivent être plus attentifs à la composition et à l'origine de leur nourriture, les industriels de l'agroalimentaire, eux, ont l'obligation de plus de transparence et de sincérité sur leurs produits, tout en limitant les additifs dans les aliments.
Certes, notre art de vivre et du bien-manger, celui qui met en avant la convivialité et le bien vivre ensemble, est appelé à s'adapter. Le progrès industriel et le progrès tout court nous ont amenés à consommer sans compter, alors, comment aujourd'hui se contenter de moins, en mangeant sainement pour faire de la sobriété notre nouvel art de vivre ? Saurons-nous garder raison dans notre nourriture, en nous libérant d'une certaine « forme d'hygiénisme et de morale alimentaire » ?
Comme l'écrit Jérôme Fourquet, la société française s'est métamorphosée. Même si la grande distribution marque un certain fléchissement, la situation ne risque pas de s'inverser de sitôt. Manger local, en privilégiant les circuits courts, n'est pas accessible à tous, dans une société où plus des trois quarts de la population est urbanisée et soumise, pour beaucoup de foyers, à de lourdes charges grevant le budget dédié à la nourriture.
La transformation de la société aura été marquée par la nécessité de nourrir une population de plus en plus agglomérée, en produisant à grande échelle pour une distribution de masse. C'est alors que l'industrie alimentaire s'est développée pour produire une nourriture capable de se tenir sur plusieurs semaines, voire plusieurs mois, en la protégeant, en la traitant par des procédés de conservation, et si besoin, en y ajoutant des conservateurs. Dans le même temps que les ceintures maraîchères des villes disparaissaient, le verger français perdait une grande partie de ses surfaces et l'agriculture des régions se spécialisait sur quelques productions pour fournir des matières premières toujours au meilleur coût. La pression continue sur les prix alimentaires aura conduit à la concentration d'une industrie agroalimentaire très capitalistique, intégrée dans des filières longues reposant sur une imposante logistique dont on a pu mesurer l'efficacité lors des confinements. Cette évolution de la société a fait des magasins

de la grande distribution alimentaire, des acteurs incontournables de l'emploi dans les campagnes, et aussi « un point de proximité, de lien et de rencontre ». Vouloir aujourd'hui raccourcir les chaînes d'approvisionnement en rapprochant les activités de production des bassins de consommation, supposerait de reconstituer le potentiel perdu, tant pour les productions agricoles spécialisées (fruits et légumes) que pour les activités de transformation. Mais peut-on modifier les modes d'approvisionnement sans transformer les comportements alimentaires ?

N'opposons pas les modes de distribution. Dans l'immédiat, ils sont davantage complémentaires que concurrents. Les circuits courts disposent d'un atout imbattable, celui de la proximité, gage de fraîcheur, d'authenticité et de sincérité des produits. Certes, à peine entrée dans le processus de transition de l'agriculture vers l'écologie, la vente directe est encore loin d'avoir pris toute sa place, alors que le contact direct avec le producteur semble bien être la seule image rassurante pour beaucoup de consommateurs.

Les initiatives se multiplient pour donner du sens à nos achats et du goût à notre assiette. Mais le consommateur est-il prêt, et, toujours en mesure de favoriser des produits frais, authentiques dont il sait la provenance ? La montée en gamme sur la qualité a un prix, qui n'est pas forcément accessible à tous. Ceci s'explique pour des raisons économiques, mais aussi parce qu'il est sans doute plus difficile aux plus défavorisés de prendre conscience des effets de l'alimentation sur leur santé. Alors, le manger sainement doit-il être réservé aux seules classes aisées, en laissant les plus démunis se contenter du bas de gamme ou en les condamnant à la « malbouffe » ?

L'alimentation est un domaine complexe, « les enjeux sont multiples et emmêlés, et les acteurs très nombreux ». La filière l'est tout particulièrement comme l'est également le monde de la consommation aux comportements multiples et changeants. Cette complexité s'oppose à toute approche simpliste et avis tranché. Il est en effet difficile de cibler la responsabilité des producteurs ou des consommateurs pour en exonérer la distribution, qui pousse trop souvent à la surconsommation, ou encore les industriels, alors que l'alimentation est souvent dénoncée pour être trop riche ou trop déséquilibrée. Les consommateurs ne sont peut-être pas suffisamment attentifs aux étiquettes, mais reconnaissons que celles-ci manquent trop souvent de sincérité et de transparence. Dans un système aussi concurrentiel qu'est l'alimentaire, n'attendons pas des industriels qu'ils dévoilent leurs « secrets de fabrication », mais les consommateurs sont en droit d'exiger une information loyale et plus précise sur leur nourriture, pour leur santé et aussi celle de la planète.

Si les reformulations des aliments industriels apparaissent comme un « puissant levier pour promouvoir une offre de qualité », elles devraient surtout permettre aux consommateurs d'exercer leur libre choix, au regard de la nature et du contenu des ingrédients, de leur origine et provenance. En raison de la puissance du marketing alimentaire, et parfois de ses excès, l'autorité publique ne peut se soustraire à la mise en œuvre d'une réglementation plus restrictive concernant les produits « ayant un mauvais profil nutritionnel » ; elle s'avère indispensable pour protéger les plus vulnérables et surtout les enfants ! La puissance publique ne devrait-elle pas également agir de façon à faire évoluer l'offre agroalimentaire pour « abaisser progressivement les taux de glucides, de sel et de gras saturés dans les produits proposés à la vente[246] » ?

Au pays de la gastronomie, allons-nous sauver notre modèle alimentaire du risque d'une trop grande « américanisation », tout en sachant préserver notre autonomie alimentaire ? La solution fait appel à l'engagement de chacun pour être « acteur de sa propre sécurité alimentaire ». L'avenir nous dira si nous sommes prêts, ou en mesure, de délaisser les plats industriels et les aliments ultra-transformés avec leur ribambelle d'ingrédients ou d'additifs, pour revenir à une cuisine simple ; celle qui sait travailler le frais et les produits du terroir !

Nous sommes, font observer les spécialistes de la sociologie de l'alimentation, dans un domaine où les habitudes, fortement dépendantes de nos modes de vie, changent très, très lentement,

---

[246] Se demandent Nicolas Bouzou et Anna-Sophie Joly (art. de *L'Express* du 09/03/23). « Une politique de lutte contre l'obésité par la prévention est plus que jamais nécessaire ».

« moins vite que nos convictions et beaucoup moins rapidement que les évolutions économiques ou technologiques » ! Alors, pour la plupart d'entre nous, devrions-nous envisager une autre façon de vivre pour modifier notre manière de nous nourrir ?
L'avenir dépend aussi et assez largement du sort réservé à notre agriculture, seule capable de lui conserver une diversité d'origine naturelle, en lien avec la terre et de valoriser nos terroirs et savoir-faire. Une diversité qui s'oppose à l'idée d'un même modèle agricole pour tous, et à cette forme « de modernisme uniformisant » où seuls comptent les volumes et des prix de production au plus bas ? Fortement incitée à se « regénérer », certains vont même jusqu'à prédire pour l'agriculture une transition aussi forte que celle qui l'a fait entrer dans la modernité. Transition qui nécessitera un accompagnement dans la durée et une action publique forte et déterminée.
Pas certain, en définitive, qu'il suffise de vouloir bien manger ou de mieux se nourrir, pour produire autrement et mieux ? Par contre il est évident que l'évolution ne se fera pas sans l'implication active des producteurs, industriels ou agriculteurs, comme des consommateurs.
C'est un défi commun qui fait appel à la conscience de chacun, collectivement ou individuellement, des plus aisés comme des plus défavorisés, des jeunes comme des moins jeunes.

Juin 2023

BIBLIOGRAPHIE

Académie d'agriculture, *Le Grand Livre de notre alimentation* avec 25 experts de l'Académie d'agriculture de France, Éd. Odile Jacob, août 2019.

Attali Jacques, *Histoires de l'alimentation : De quoi manger est-il le nom ?*, Éd. Fayard, 2019.

Baqué Philippe, *La Bio : entre business et projet de société*, Agone, Marseille, 2010.

Brunel Sylvie, *Plaidoyer pour nos agriculteurs, il faudra demain nourrir le monde*, Éd. Buchet-Chastel, 2017.

Brusset Christophe, *Et maintenant on mange quoi ?*, Éd. Flammarion, 2018.

Chevallier Laurent, *Impostures et vérités sur les aliments*, Éd. Fayard.

Chiffoleau Yuna, Wallet Fréderic et Phillipon Patrick, *Et si on mangeait local ? Ce que les circuits courts vont changer dans mon quotidien*, Éd. Quae, 2017.

Chombard de Lauwe J. B., L'agriculture à l'âge industriel, la dimension de l'exploitation dans la croissance économique, *Revue politique et parlementaire*, 1966.

D'Allens Gaspard et Leclair Lucile, *Les Néo-paysans*, Seuil Reporterre, 2016.

Dufumier Marc, *50 Idées reçues sur l'agriculture et l'alimentation, Que se passe-t-il vraiment dans nos assiettes et nos campagnes ?*, Éd. Poche-Marabout, 2015.

Fardet Anthony, *Halte aux aliments ultra-transformés ! Mangeons vrai*, Éd. Thierry Souccar, 2017.

Fourquet Jérôme et Jean-Laurent Cassely, *La France sous nos yeux : Économie, paysage, nouveaux modes de vie*, Éd. Seuil, octobre 2021.

Fourquet Jérôme, *L'Archipel français : naissance d'une nation multiple et divisée*, Éd. Points Essais, septembre 2020.

Grall et Bertrand Lévy, *La Guerre des semences, Quelles moissons, quelles sociétés*, Éd. Fayard, 1985.

Goupilleau Alice, Proposition d'action pour réduire l'écart entre l'intention et le comportement d'achat. https://savoirs.usherbrooke.ca/handle/11143/20331.

Joyeux Henri Pr., *Changez d'alimentation*, Éd. Pocket, 2016.

La Documentation française, *Le Monde agricole en tendances. Un portrait social prospectif des agriculteurs*, 2012.
Lecerf Jean-Michel, *La Viande, un peu beaucoup, passionnément ou pas du tout*, Buchet-Chastel, 2016.
Le Monnier Ludivine et Christophe avec Bérangère Lepetit, *Le jour où on a vendu nos vaches, la vraie vie des agriculteurs*, Flammarion, 2017.
Néron de Surgy Olivier avec Jocelyne Porcher, *Encore carnivores demain ? Quand manger de la viande pose question*, Éd. Quae, 2017.
Orsenna Erik, *Cochons Au pays du vivant, Petit précis de la mondialisation*, Fayard Stock, 2020.
Ouvrage collectif, *La Chimie et l'Alimentation*, Éd. Sciences Po, 2010.
Malet Jean-Baptiste, *L'Empire de l'or rouge, Enquête mondiale sur la tomate d'industrie*, Prix Albert-Londres, Éd. Fayard, 2018.
Ouvrage collectif, préface de Hervé Lejeune, *Et si l'agriculture était la solution*, Éd. La France Agricole, février 2021.
Pahun Jeanne, *L'Agriculture face aux politiques alimentaires*, Thèse de doctorat en sciences politiques, Université Paris-Est, 2020.
Perez-Victoria Silvia, *La Riposte des paysans*, Actes Sud, 2010.
Pillaud Hervé, *Cultivons l'avenir ensemble (Ré)concilier agriculture et société*, Éditions La France agricole, 2021.
Purseigle François, *Le Nouveau Capitalisme agricole, de la ferme à la firme*, Sciences Po-Presses.
Purseigle François et Hervieu Bertrand, *Une Agriculture sans agriculteurs*, Sciences Po Les Presses, 2022.
Rémésy Christian, *L'Alimentation durable, pour la santé de l'homme et de la planète*, Odile Jacob, Paris, 2010.
Rochefort Robert, *Le Bon Consommateur et le Mauvais Citoyen*, Éd. Odile Jacob, mars 2007.
Rouer Maximilien et Garaud Hubert, *Les agriculteurs à la reconquête du monde : Pourquoi le monde agricole va survivre et même nous sauver*, Éd. J. C. Lattès, 2016.
Vitaux Jean, *Plongée riche, gourmande et rigoureuse dans notre imaginaire culinaire*, Collection Que sais-je PUF, 2017.

REMERCIEMENTS

Je tiens à remercier tous ceux, amis ou inconnus, qui au hasard de rencontres, s'intéressant à l'évolution de l'agriculture dans son rapport à l'alimentation et à notre santé, ont bien voulu échanger avec moi et permis à ce livre de trouver son aboutissement. L'occasion de prendre conscience qu'à niveau et conditions de vie assez comparables, notre approche de l'alimentaire pouvait fortement varier pour des préoccupations de santé, d'éthique, des raisons culturelles ou tout simplement des contraintes de la vie de chacun.

Ce livre s'appuie sur de nombreux travaux d'études ou d'enquêtes, réalisés par différents organismes et institutions sur les comportements alimentaires. Une mention particulière pour les travaux d'investigation des associations de consommateurs qui jouent un rôle important d'information et d'alerte. De même, l'occasion de saluer la presse régionale et spécialisée. Au regard des réalités du terrain, elle aborde très régulièrement les différentes problématiques de l'alimentation ou de l'agriculture. Ces travaux ont constitué une source importante pour l'auteur en rendant sa démarche plus pertinente. Que tous ceux qui y participent soient ici remerciés.

Je dois beaucoup à mes premiers lecteurs. Par leurs remarques et leurs questionnements, ils ont largement contribué à faire évoluer le projet en m'incitant à préciser et approfondir certains aspects, à vérifier et compléter les sources.

Une mention spéciale pour Alice Goupilleau. Dans le cadre de son cursus universitaire à Montréal, elle s'investit sur l'économie circulaire et le développement durable. Son approche m'a été très appréciable dans l'élaboration des chapitres sur le climat et le gaspillage alimentaire, comme d'ailleurs ses suggestions sur la conception et le déroulé de ce travail. Qu'elle en soit ici tout particulièrement remerciée.

J'exprime ma gratitude à mon épouse qui a bien voulu assurer une relecture de mon manuscrit et lui apporter les corrections qui s'imposaient.

Enfin, à mes proches, merci pour leur patience et leur soutien.

TABLE DES MATIÈRES

Structures éditoriales du groupe L'Harmattan

L'Harmattan Italie
Via degli Artisti, 15
10124 Torino
harmattan.italia@gmail.com

L'Harmattan Hongrie
Kossuth l. u. 14-16.
1053 Budapest
harmattan@harmattan.hu

L'Harmattan Sénégal
10 VDN en face Mermoz
BP 45034 Dakar-Fann
senharmattan@gmail.com

L'Harmattan Cameroun
TSINGA/FECAFOOT
BP 11486 Yaoundé
inkoukam@gmail.com

L'Harmattan Burkina Faso
Achille Somé – tengnule@hotmail.fr

L'Harmattan Guinée
Almamya, rue KA 028 OKB Agency
BP 3470 Conakry
harmattanguinee@yahoo.fr

L'Harmattan RDC
185, avenue Nyangwe
Commune de Lingwala – Kinshasa
matangilamusadila@yahoo.fr

L'Harmattan Congo
219, avenue Nelson Mandela
BP 2874 Brazzaville
harmattan.congo@yahoo.fr

L'Harmattan Mali
ACI 2000 - Immeuble Mgr Jean Marie Cisse
Bureau 10
BP 145 Bamako-Mali
mali@harmattan.fr

L'Harmattan Togo
Djidjole – Lomé
Maison Amela
face EPP BATOME
ddamela@aol.com

L'Harmattan Côte d'Ivoire
Résidence Karl – Cité des Arts
Abidjan-Cocody
03 BP 1588 Abidjan
espace_harmattan.ci@hotmail.fr

Nos librairies en France

Librairie internationale
16, rue des Écoles
75005 Paris
librairie.internationale@harmattan.fr
01 40 46 79 11
www.librairieharmattan.com

Librairie des savoirs
21, rue des Écoles
75005 Paris
librairie.sh@harmattan.fr
01 46 34 13 71
www.librairieharmattansh.com

Librairie Le Lucernaire
53, rue Notre-Dame-des-Champs
75006 Paris
librairie@lucernaire.fr
01 42 22 67 13

www.ingramcontent.com/pod-product-compliance
Lightning Source LLC
LaVergne TN
LVHW011010061026
849535LV00006B/1808